妻子的孕期不缺位
实践过的孕产攻略

准爸爸的怀孕笔记

星仔爸 著

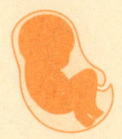

中国轻工业出版社

图书在版编目（CIP）数据

准爸爸的怀孕笔记 / 星仔爸著 . — 北京：中国轻工业出版社，2023.6

ISBN 978-7-5184-4056-6

Ⅰ.①准… Ⅱ.①星… Ⅲ.①孕妇—妇幼保健—基本知识②产妇—妇幼保健—基本知识 Ⅳ.①R715.3

中国版本图书馆 CIP 数据核字（2022）第 117202 号

责任编辑：何 花 付 佳 责任终审：李建华 整体设计：锋尚设计
策划编辑：付 佳 何 花 责任校对：朱燕春 责任监印：张京华

出版发行：中国轻工业出版社（北京东长安街6号，邮编：100740）
印　　刷：艺堂印刷（天津）有限公司
经　　销：各地新华书店
版　　次：2023年6月第1版第3次印刷
开　　本：720×1000 1/16 印张：10
字　　数：160千字
书　　号：ISBN 978-7-5184-4056-6 定价：49.80元
邮购电话：010-65241695
发行电话：010-85119835 传真：85113293
网　　址：http://www.chlip.com.cn
Email：club@chlip.com.cn
如发现图书残缺请与我社邮购联系调换
230764S3C103ZBW

前言

陪孕妈妈和胎宝宝一起快乐成长

坦白地说，我从来没有想到自己会写一本关于怀孕的书。

一直以为怀孕主要是妈妈的事，直到陪伴妻子度过整个孕期，我才发现：做一位负责任的准爸爸真不容易！不但需要学习各种孕育知识，还要学会辨伪存真；帮助妻子安然愉悦地度过孕期，从心理抚慰到身体按摩；身体力行地为孕妈妈和胎宝宝服务，从营养配餐到分娩前的"补充待产包"以及新生儿护理。

所幸，妻子南毕业于知名医科大学，有着较高的专业素养；而我作为工科男，又颇有钻研精神。我们一起学习、探索、记录……于是，就有了这本书。希望它像一盏小橘灯，引导新手爸妈避开我们曾碰到过的沟沟坎坎，一些经验教训能帮助新手爸妈更顺利地度过整个孕期。

回首再望，这又何尝不是我从"懵懂大男孩"到"有担当的宝爸"的蜕变之路呢？

大学毕业不久，已是青年技术骨干的我转而习文。在创作第一个剧本的过程中，南意外怀孕，我的生活重心就从电影变成了南和胎宝宝。

在孕期，南的情绪起伏不定，身体负担与日俱增。我的陪伴让南温暖、安心又愉快。

在陪伴中，我发现，好多孕期细节是产科检查和医生的叮嘱触及不到的。比如，南是医科生，却仍然对一些科学孕育知识不够重视，也不了解，有时会延续老一辈的错误认知，还容易被商家设置的消费陷阱左右。我意识到自己身上肩负的重任，突然感受到一种巨大的使命感——应该把南在整个怀孕过程中遇到的科学孕育问题，凡是产科检查和医生的叮嘱所不能涉及的地方，都通通地搞清楚、弄明白。

在南的指导下，我买回了几乎所有能买到的关于怀孕的书籍，认真学习、做笔记，还系统地学习医学专业教科书上的知识；有时为了搞清楚一个问题，我会不遗余力地看完几十篇专业论文，包括英文原版论文，直到把问题彻底弄清楚、搞明白。

我的努力很快有了成果，我制订的"孕妈妈厨房三大纪律八项注意"，南在严格遵守了两周后，就感到一身轻快。她从没想到仅仅不乱吃东西就能让身体这么舒服，而且胎宝宝也仿佛跟着妈妈一起舒服起来。

南迫不及待地要把它分享给身边的同学朋友们，我便写下了一篇《孕妈妈厨房三大纪律八项注意》。收到的反馈让我和南很受鼓励，于是，《准爸爸的怀孕笔记》就这样一篇接一篇积累成文。有些闺蜜还悄悄跟南反馈，说我的笔记给她们的"队友"树立了榜样，开始主动承担更多的家务事了；以前疏于陪伴、不爱带孩子的，现在也明显有了改观。

我受到了极大的鼓舞。我只是在陪伴妻子怀孕的过程中，发生了一次蜕变。我希望所有的准爸爸都能认真地陪伴孕期，认真地对待孕妈妈和胎宝宝，到宝宝出生的那一刻，你会发现，你也获得了新生！

感谢出版社的老师们。原始的笔记里记录了太多的故事和心情，使得行文有些冗长。他们指导、帮助我进行修枝剪叶，并提炼出两个小专栏："准爸爸小课堂"和"准爸爸的知心话"。这样便于节省读者的精力和时间，需要的时候可以先挑"干货"看。

感谢南的医科大学老师和同学们。他们是我的"医学顾问"，也是第一批读者。他们指导和斧正了这本书里的专业知识，并给予我信心和勇气。

书中一定还有许多不足之处，敬请相关专业人士批评指正，也欢迎准爸准妈们、宝爸宝妈们一起探讨交流。

这是我用心记录的陪孕笔记，是我人生宝贵的经历，也是一份沉甸甸的心意！

献给新手爸妈们，分享孕期经验，共享爱与幸福！

星仔爸
2022年6月8日

关于笔名"星仔爸"：我给孩子取的名字叫"成成"，但她大一点后，非常喜欢一个卡通故事里的人物——星仔，自己也要叫星仔。于是，我的笔名就叫"星仔爸"了。

目录

PART 1 孕早期 知道怀孕那一刻

1. 生死大判决 … 002
2. 管住嘴,孕妈妈厨房"三大纪律八项注意" … 004
3. 工科男眼中的防辐射服 … 012
4. 准爸爸养成记 … 017
5. 写给娃的悄悄话(一) … 020
6. 公园踏雪受惊记:外出和运动一定要小心 … 021

准爸爸的知心话

1. 为了健康聪明的宝,没有什么"放不下" … 010
2. 准爸爸该怎样让孕妈妈"孕得放心" … 019

准爸爸小课堂

1. 没有做孕前检查,如何补救 … 003
2. 准爸爸该怎样陪孕妈妈一起安全运动 … 023

PART 2 孕中期 小心翼翼吃和动

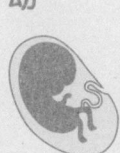

1. 胎宝宝性别大猜想:给他取个名吧 … 030
2. 晚上睡觉前是抚摸胎教的最佳时间 … 035
3. 过"望子成龙"关,是准爸孕妈必须要提前做的事 … 039
4. 写给成成的悄悄话(二) … 041
5. 胎教音乐:孕妈妈喜欢的音乐就是最好的胎教音乐 … 043
6. 孕妈妈的营养早餐长啥样 … 046
7. 迈过胎宝宝性别偏好关 … 053
8. 写给成成的悄悄话(三) … 054

准爸爸的知心话

1. 准爸爸真的有"假妊娠"吗 … 034
2. 每个宝宝都是"三亿人"中的冠军 … 042

准爸爸小课堂

1. 除了抚摸胎教,准爸爸还要给孕妈妈做按摩 … 036

2 你知道吗？古人的胎教比我们讲究多了 … 045
3 每一位孕妈妈都能做到"长胎不长肉"吗 … 050
4 孕中期，准爸爸可以陪孕妈妈做这些有趣又重要的事 … 055

PART 3 孕晚期 待产前的乐与忧

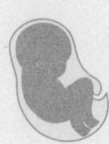

1 胎宝宝在妈妈的肚子里倒着，他会头晕吗 … 060
2 即将"卸货"，淡淡的分离忧伤 … 061
3 情绪胎教和形象意念胎教 … 062
4 写给成成的悄悄话（四）… 064
5 胎动欢乐多 … 067
6 "坦腹晒宝"，孕妈妈的光照训练 … 069
7 孕妈妈的全脑思维训练新观点 … 071
8 要不要保存脐带血 … 074
9 两个待产包 … 076
10 写给成成的悄悄话（五）… 077
11 谁在"放屁" … 081

准爸爸的知心话
1 准爸爸也会得"产后抑郁"吗 … 069
2 你在想什么？担心生下不健康的宝宝吗 … 073

准爸爸小课堂
1 孕晚期，这些"意外"不用慌 … 064
2 该去医院了吗？临产征兆有哪些 … 078
3 孕妈妈该学会哪些放松技巧 … 082

PART 4 分娩和初生 激动人心的一刻

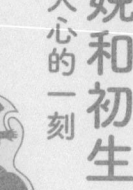

1 羊水早破不用慌 … 088
2 准爸爸的陪伴是镇痛法宝 … 089
3 神奇的乳汁 … 104
4 宝宝是新手爸妈的"高级玩具" … 109
5 买书与奶爸大进阶 … 112

准爸爸小课堂
1 除了放松，孕妈妈还应了解的分娩镇痛知识 … 099
2 孩子对妈妈的"反哺"，从胎儿期就开始了 … 109
3 如果宝妈产后抑郁了，宝爸该怎么办 … 111
4 细说凯格尔运动 … 114

PART 5 新生儿护理
奶爸养成记

1 千万别给宝宝提捏鼻梁，但可以理耳朵 … 120
2 新生儿抚触好处多 … 125
3 新生儿的肚脐护理和听力筛查 … 132
4 不拉胎便，急死爸妈 … 137
5 吃着吃着睡着了，怎么办 … 139
6 怕黑的宝宝 … 144
7 半夜喂奶的防吐奶妙招 … 146
8 宝宝的笑 … 150

准爸爸小课堂
1 新手爸妈需要牢记的带娃安全知识 … 122
2 新手爸妈需要学会的带娃技巧（一）… 127
3 新手爸妈需要学会的带娃技巧（二）——怎样给宝宝洗澡 … 133
4 盘点宝宝的身体有哪些有趣的生长规律和烦恼（一）… 140
5 盘点宝宝的身体有哪些有趣的生长规律和烦恼（二）… 147

后记：再生一个孩子，再谈一次恋爱 … 152

PART 1

孕早期
知道怀孕那一刻

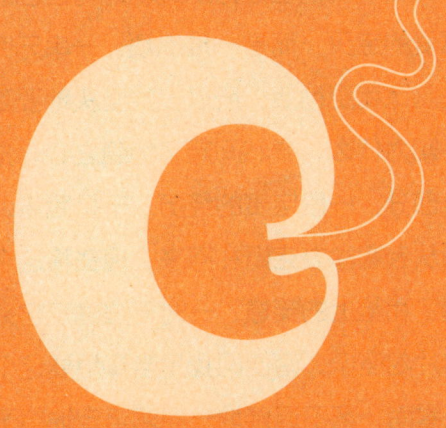

1 生死大判决

下午，我和南坐在出租车的后排座位上毫不掩饰地讨论着我俩最隐秘的私事，我们确信驾驶位上的司机完全听不懂贵州方言。我俩在决定一个生命的去留——竟是如此随意、毫无压力地在一个毫不起眼的地方！

今天上午，海淀区妇幼保健院的医生告诉我们，南肚子里的孩子已经9周大了。

这一无可改变的事实突然间切断了我和南预定的人生轨道——我俩是打算丁克一生的。并且，我们已经为此成功地对自己进行了洗脑。孩子在我俩的眼里可不是什么可爱的宝贝，而是一堆麻烦、一串无穷无尽的负担。

南的洗脑比我更彻底，所以，她坚决地要除掉这个"障碍物"。

而我不知为什么，突然间起了恻隐之心，觉得这也许是我们的生命历程里不可或缺的一部分、一段宝贵的经历。于是我告诉南，也许我们可以考虑要这个孩子。我们刚从老家举办完婚礼回来，现在将这个喜讯告诉父母也正当时。

南看到了我脸上的笑意，一时无法确定它究竟是打心底里来，还是仅仅是我面部肌肉的片刻痉挛。南便问我是当真想要这个孩子吗？

我看了看南，毫不迟疑地一遍遍坚定地给予了肯定的回答。因为我知道，这时是绝对容不得有稍许犹豫的！

我和南一直是彼此的"脑残粉"！有时候是我对她言听计从，毫无保留；有时候又是她对我言听计从，毫无保留。这次，幸运地，正好是她对我言听计从。

在得到双方父母的积极支持后，我和南终于统一了思想。

我松了一口气，觉察到自己怦然心动起来，全身轻盈而愉悦。这是一种即将看到新事物时的那种内心的悸动——我的心似乎已对这新的人生道路上即将到来的崭新的风景有些迫不及待了！

夜的安静却又让我陷入莫名的紧张之中:"我很快就要当爸爸了,却对自己的能力十分怀疑。我做好了当爸爸的准备吗?我能成为一个好爸爸吗?我能给孩子一个幸福的人生吗?我能拼得过别的爹吗……"我越想越觉得全身沉重,喘不过气来。

我想起了自己的父亲,我从未觉得他有重负感,相反,他一直以轻松的心情享受他的生活情调。

母亲曾说,在她怀着我的时候,家里要新建厢房,等着父亲把他那微薄的工资带回家,结果,父亲用他半年的工资买了一台当时十分时髦的录音机。远远地还没到村口就把录音机的声音开得大大的,生怕全村人不知道他又买回来了一个新鲜玩意儿。那是村里的第一台录音机!

总之,父亲是轻松的。我为什么要把自己搞得这么沉重呢?我只需像父亲养育我一样养育自己的孩子就行了。

时代在不断发展进步,我应该更有信心给孩子一个更好的成长环境。

想着想着,心头的重担已不觉间悄然滑落在了黑夜的沉静里,消失了。伴着南微微的鼾声,我又轻松了起来。

我依偎着南,仿佛感觉到了孩子的心跳,他正酣然地躺在妈妈温暖而舒适的小港湾里悄悄长大呢。

这场生死大判决就这样有惊无险地落了锤!

准爸爸小课堂

没有做孕前检查,如何补救

对于绝大多数健康的准爸妈来说,孕前检查也许只是一个形式而已,但我们不能因此而掉以轻心。有些身体疾病平时未察觉,却可能会在孕期加重,或是对胎儿发育造成不利影响,甚至引起流产。比如孕妈妈的甲状腺功能异常,在怀孕早期可能导致胚胎停止发育而流产,而在孕中晚期则可能导致胎儿畸形或智力低下;如果孕妈妈有子宫内膜炎或是输卵管炎,则可能导致宫外孕。

如果是意外怀孕，并没有做孕前检查，该如何补救呢？

对此，妇产科医生们的建议是：别急，只要按时到医院做产检，产检结果一切正常就可以了。

这时，医生会给出一些专业指导和生活中的注意事项：不能过度劳累、保持心情舒畅、均衡饮食、合理补充叶酸等。只需遵医嘱，完全可以放心。

2 管住嘴，孕妈妈厨房"三大纪律八项注意"

奶奶一大早就打来电话，问南最近两个月吃羊肉了没有。在得到了否定答复后，便叮嘱我们一定不要乱吃东西，尤其是羊肉。"怀孕后吃羊肉，生下来的孩子会得羊癫疯！"这是奶奶的原话。

我一瞬间有些不安，因为孩子正处在胚胎发育的关键期。怀孕头三个月是胎儿最稚嫩、最脆弱、对外界最敏感的时期，此时任何危险因素的侵袭都可能导致胎儿畸形或发育迟缓甚至流产。

话说回来，吃羊肉真的会吃出羊癫疯吗？孕期饮食，到底需要注意哪些？

黄曲霉毒素是在外就餐时最容易遭受的危害

黄曲霉毒素是目前已知的强致癌物质，它的毒性比我们熟悉的氰化物、眼镜蛇毒汁、剧毒农药的毒性都要强。而且这种毒素耐高温，需要在200~300℃的高温下才能分解，消除毒性。所以，**日常的烹调方式是无法破坏霉变食物中的黄曲霉毒素的。**

黄曲霉毒素常见于霉变的粮油食品和动植物食品中。为减少接触黄曲霉毒素的危险，我们应降低外出就餐的频次，尤其要避开监管力度有限的苍蝇小馆和路边摊。

不健康的烹调方式是真正隐患

排在首位的就是味重——盐重，各种作料也下得重。这对孕妈妈和胎儿的心血管都有危害！

为了追求味道的独特，对食材进行长时间熬煮也会成为孕期饮食的一个坑。

曾无意间看到一篇关于某知名餐饮连锁的名菜——香菇炖鸡的做法。其味道独树一帜的原因就是吊了个二汤。

那什么是二汤？即头天晚上把鸡炖好后将汤倒掉，再加水微火慢炖一晚，便吊成二汤。倒掉的汤叫头汤。这二汤的营养价值确实让人不敢恭维。很多所谓的"老汤"，其实也是"异曲同工"。

我想，不管是大都市里的高端餐厅，还是边陲小镇的小吃门店，其烹饪核心是一样的：有味才是王道。

怎样才能确保饮食健康安全呢？我悟出了一个办法——自己在家做饭！

对于自己在家做饭，南却泼我的冷水："我们人体可是有抵抗力的，那肝、肾也不是白长的，很多有毒有害物质都过不了那道关，它们会被及时地降解、排出体外。只要不是长期食用不健康的食物，一般是不会出什么大问题的。"

"那在排出体外之前，会不会危害到胎宝宝？"我虚心求教。

南却一副事不关己的样子，丝毫不打算理睬我的紧张："哎呀，只要孕检没什么问题就应该没什么大问题。"

我不禁暗自感叹：南虽是医学科班生，但也是处处心存侥幸呀！于是，不管南怎么说，我决定开始自己在家做饭，并拟制了下面几条安全规则。

第一

购买正规渠道销售的品牌食用油,最好是交替使用,多吃植物油,少吃动物油。

每一种植物油都有其特殊的营养特点,交替使用才能博采众长。

第二

食物要煮熟煮透,特别是肉类食品。

很多寄生虫要在100℃的高温下才能被完全杀死,而未被杀死的寄生虫一旦进入孕妈妈体内,就可能引起胎儿发育问题。

第三

生吃的蔬菜先用清水冲洗干净,再用淡盐水泡3~5分钟,最后用清水冲洗干净;带皮吃的水果则先用清水冲洗一遍,再用盐搓揉后冲洗干净。

先用清水冲洗可除去蔬果表面的泥污和农药残留,再用淡盐水浸泡或用盐搓揉则是为了杀菌。盐是一种物美价廉又安全的杀菌利器。淡盐水能析出细菌体内的水分而致其死亡,达到杀菌目的。如用浓盐水浸泡则会让蔬菜快速失水,从而各种矿物质、水溶性维生素也会随水流失。所以淡盐水就好,且浸泡时间不宜过长,3~5分钟就行,这样在有效杀菌的同时还不会过多地破坏蔬菜的营养价值。

第四

不要吃隔夜的汤、菜。

因为里面可能含有亚硝酸盐。

第五 使用公筷。
避免口腔里的细菌让盘里的菜变质,也防止交叉感染。

第六 细嚼慢咽。
细嚼慢咽不仅能充分嚼碎食物,使其易于胃肠道的消化吸收,更重要的是咀嚼能促进唾液的大量分泌。唾液不仅是天然的消化剂和肠道润滑剂,它还具有一定的杀菌作用。细嚼慢咽的另一个好处是,防止过量进食,导致热量超标。

可能被有毒有害物质污染的食材

"咸菜、榨菜、泡菜、咸肉、豆瓣酱、腊肠、熏鱼、鸡头、爆米花、松花蛋、啤酒、油条、油饼……"这个清单很长,是我最初列出来的孕妈妈禁忌饮食清单。

经过分析筛选,我将其分门别类。

第一类 **易含亚硝酸盐和盐重的食物。**如咸菜、榨菜、泡菜、咸肉、豆瓣酱、腊肠、熏鱼等。

第二类 **可能出现油脂酸败的食物。**如腊肉、熏鱼、腊肠等。
高温油炸油煎和长时间的太阳曝晒会加速油脂的氧化而产生大量过氧化脂质物质,出现油脂酸败的哈喇味。过氧化脂质不仅破坏油脂中的必需脂肪酸、脂溶性维生素等,使食物的品质降低,还能在人体酶系统的作用下加速人体衰老、降低人体免疫功能。

第三类 在生产过程中可能会被重金属污染的食物。如鸡头、爆米花、松花蛋、啤酒、油条、油饼等。

油条和油饼可能含有铝，松花蛋、啤酒、爆米花可能含有铅，这些重金属不仅会严重影响胎宝宝的大脑发育，还会影响孕妈妈自身的健康。

第四类 调味品。如料酒、大料等辛香料。

料酒的主要成分是酒精，而酒精对孕妈妈和胎宝宝都有极大的危害。大料等辛香料对我们身体来说，并不像它们的味道那样美妙，要记住，它们的另一个用途是防腐，也就是说，它们是很多"虫子"都不敢吃的东西。孕妈妈在孕期应尽量避开它们。

鉴于以上分析，我又增补了五条注意事项。

第一 减少用盐量，避开盐、酱油、醋这三种以外的一切调味品。味精、鸡精、豆瓣酱之类的调味品能不用就不用。

第二 尽量避开二次加工的食材。

很多二次加工的食材，如香肠、腊肉、熏鱼、松花蛋、爆米花、油条、油饼等，在加工过程中可能被重金属污染、被放入大量的盐、被加入各种添加剂。

第三 避开一切含糖饮料，只饮白开水、桶装或瓶装净化水。饮料中常常含有多种添加剂和大量添加糖。这些会给孕妈妈和胎宝宝带来潜在风险。

第四 坚决采用健康的烹调方式,杜绝高温油炸和长时间熬煮。以蒸煮和低温清炒为主要烹饪方法。

第五 蔬菜只吃原味。生吃的蔬菜不加市售沙拉酱,熟吃的蔬菜清炒或只水煮后蘸食。
市售沙拉酱通常含有较多脂肪、糖、盐。熟吃的蔬菜尽量避免在肉汤里久煮,这样可以减少蔬菜吸油、吸盐过多。

综上所述,便构成孕妈妈厨房"三大纪律八项注意"。

三大纪律八项注意

三大纪律

1. 尽量避开二次加工的食材。
2. 食物要煮熟煮透,特别是肉类食品。
3. 坚决采用健康的烹调方式,杜绝高温油炸和长时间熬煮。

八项注意

1. 购买正规渠道销售的品牌食用油,最好交替使用,多吃植物油,少吃动物油。
2. 生吃的蔬菜要严格执行三步清洗程序,即第一遍清水洗净后用淡盐水泡3~5分钟再作第二遍清水洗净;而带皮吃的水果在第一遍清水清洗后用盐搓揉再第二遍清水冲洗干净。

3. 减少用盐量,避开除盐、酱油、醋以外的一切调味品。
4. 避开一切含糖饮料,只饮用白开水、桶装或瓶装净化水。
5. 蔬菜只吃原味,生吃的不放市售沙拉酱,熟吃的只清炒或水煮蘸食。
6. 不吃隔夜的汤、菜。
7. 使用公筷。
8. 细嚼慢咽。

南再次感叹道:"怀个孕就要不食人间烟火了!"

我却感到满满的成就感。

然而,只得意了半分钟,我再次陷入紧张。因为南说的"烟火"让我联想到了一个足以让自己紧张万分的事物——臭豆腐!这可是南的最爱。

胎宝宝现在已经九周大了。在这九周之内,南吃了不下10次臭豆腐——又是来历不明的用油,又是反复高温煎炸,简直就是一个有毒物质大集合!

恐惧在不觉间转化成了愤怒。我大声地埋怨南怎么能这样粗心大意,自己还是学医的!

然而臭豆腐已经吃了,没后悔药,让南开心快乐才是目前一等一的大事。南也默认了孕妈妈厨房"三大纪律八项注意"。

准爸爸的知心话

为了健康聪明的宝,没有什么"放不下"

❶ 抽烟、喝酒

精子的生成周期是80~90天,从备孕前的三个月起就应该戒烟戒酒,才不会让精子的质量受到烟酒的危害。香烟中的尼古丁会降低精子的活力和数量,还会让精子畸形,导致不育;酒精则可能引起染色体异常,从而引发胎儿畸形或发育不良。对于女性来说，不仅卵巢功能会受到烟酒的不良影响，导致不孕，而且胎儿的发育更会受到不良影响，尤其是神经系统的发育。

❷ 喝咖啡

咖啡因和尼古丁、酒精一样，对精子的质量、卵子的形成都有不良影响。咖啡因还会被胎儿吸收，对胎儿造成潜在的危害，甚至是流产。有权威机构给出了孕妈妈每天摄入200毫克咖啡因（约450毫升煮咖啡）的安全限量。又有研究指出，200毫克的安全限量并不是零风险。

❸ 香水

香水的主要成分是酒精、香精、水和含量超过0.01%的可能致敏成分。虽然酒精喷洒在衣服上对孕妈妈及胎儿不会构成威胁，但直接喷洒在皮肤上则会被少量吸收。香精中的化学成分复杂，不能保证孕期使用的安全。

❹ 香薰和精油

香薰的化学成分和香精中的化学成分一样复杂，都不能保证孕期使用的安全。

很多品牌的精油包装盒上都写有"孕妇勿用"。

❺ 化妆、美甲、烫染发

安全的护肤品在孕期是可以使用的。一般来说，保湿、润肤的护肤品只要不含有刺激性成分、未添加香精、不含铅等重金属就是安全的。选择正规品牌的孕妇专用护肤品或婴儿护肤品能大概率地避开风险。但美白、祛痘、除斑、抗皱这样的药物性护肤品则不在安全之列。

口红、眼影、粉底、指甲油、烫染发的药水，可能都含有对胎宝宝不利的化学成分和重金属，孕妈妈在孕期一定不能使用。尤其要引起警觉的是"邻苯二甲酸酯"，它广泛存在于化妆品的香精成分中，尤其是在指甲油中含量高，不仅会引起男性少精、患睾丸癌等，还会危害女性生殖系统，增加患乳腺癌的概率，并影响胎宝宝的生长。

❻ 五花八门的孕妈妈营养补品

记住：最营养的补品是"营养均衡"！保证每天均衡地摄入主食、蔬果和肉蛋等，这比什么营养补品都更营养。如果我们现在仍相信"阿胶补血，燕窝补蛋白"等传统认知，那么就是一点儿也没有沾到现代医学进步的光了。

人体血液用铁元素和蛋白质来合成血红蛋白以输送氧气、预防贫血。正宗的阿胶是由驴皮熬制的，可无论是铁元素还是蛋白质，都不是驴皮的营养强项，驴皮蛋白质中色氨酸含量极低，根本不是优质蛋白质。

燕窝的主要成分是蛋白质，但其蛋白质远不如鸡蛋。燕窝的昂贵是它的"物以稀为贵"。对于马上就要多出一个人来"花钱"的日子，可不要让"孕妈妈营养燕窝"之类的补品把自己的钱包给偷偷地掏光了。

从烟酒到化妆品，或多或少戳中了准爸妈的心。然而，当决定要一个健康聪明的宝宝时，又有什么是我们"放不下"的呢！

3 工科男眼中的防辐射服

今天陪南去海淀妇幼保健院做产检，我突然注意到地铁入口处的行李安检机上的黄黑色辐射标志。在这两个多月里，我和南都不知道坐了多少回地铁了，却一直没注意到行李安检机的辐射问题！

这会对南肚子里的宝宝造成危害吗？

我不禁联想到一篇关于广岛核辐射的新闻报道，说的是日本广岛在原子弹爆炸后的很多年里，仍不断有孕妈妈生出畸形宝宝……真是越想越让人害怕！一路上，我忐忑不安，甚至决定以后不再坐地铁了。

南想起来有专门出售防辐射服的。我们怎么没早点儿想到呢？必须第一时间买一件。

做完产检后，我们赶紧去了医院附近的一家孕婴服装店。刚一跨进店门，老板娘就知道我们要买什么。于是，她便噼里啪啦连珠炮似的给我和南满满填鸭了一屋子的"防辐射常识"。

我和南这才"认识"到：每一分每一秒，宝宝都在妈妈肚子里忍受着各种辐射源的侵害！除了地铁安检机，还有电脑、手机、微波炉、电磁炉等。这些辐射对成年人并无大的危害，但对妈妈肚子里的胎宝宝来说危害可就大了，有可能导致胎宝宝畸形，增大患白血病的概率，严重时还会导致流产。因此，防辐射服不仅必须要穿，而且刻不容缓！

我和南迫不及待地买了店里最贵的防辐射服，这才顿觉踏实了，仿佛天下事也稳稳地在掌握之中。再次过地铁安检时，简直底气十足。

回到家后，我这工科男好像又回魂了，才发现原来被忽悠了。

我们常说的辐射，到底指什么

其实，辐射并不是什么新鲜、时髦的东西。我们所知的自然界中一切物体，包括我们自己的身体，都在不停地以电磁波或粒子的方式向外传送能量，产生辐射。

在日常生活中，我们所能接触到的最多的辐射源便是电磁波了，而最熟悉的电磁波就是太阳光。

太阳光里面不仅有人眼可见的可见光部分，还包含不可见的红外线和紫外线。

此外，收音机所接收的无线电波也是电磁波，手机也是靠发射和接收电磁波来传递信息的，还有医院的X光机、CT机等医学设备释放出的X射线、γ射线也是电磁波。

人晒太阳，不仅会感觉到热，皮肤还会被晒黑。这就是辐射对身体组织造成的两大影响：一是热效应；二是引起细胞组织的生物学变化。太阳光中的可见光和红外线的振动频率与构成身体的分子，如水分子的振动频率接近，因而会引起分子的共振而加速分子运动，于是让我们感觉到热；而紫外线则能穿透皮肤的表层直达皮肤的深层，激活黑素细胞中的酶，从而引起黑色素合成，我们的皮肤就这样变黑了。

电磁波中的X射线和γ射线的辐射被称为电离辐射。电离辐射作用于人体细胞组织后，可能会引发细胞组织的病变。

如果电离辐射穿透妈妈的层层防护而作用于胎宝宝，尤其是在胚胎期和胎儿早期，造成胎宝宝身体细胞的遗传物质（DNA）损伤，则该细胞将生成不正常的新细胞，从而导致胎宝宝畸形，甚至造成流产。**因此，电离辐射才是需要防范的辐射。**

幸运的是，常见的可见光、红外线和无线电波的辐射都是非电离辐射。紫外线家族的大部分也都是非电离辐射，仅有很小的一部分是电离辐射。

第二种是以粒子的方式向外传送能量的辐射，我们最熟悉的莫过于放射性物质的核辐射了，它当然也是电离辐射。

放射性物质的原子核就好比满载弹药的枪炮，它们在衰变时会向外发射高速粒子，这些高速粒子被称为"射线"，即α射线和β射线。α射线是带正电荷的高速离子，而β射线则是高速电子流。它们有很强的电离作用，对人体的危害大。只是α射线的穿透力极弱，一层薄纸就能将其阻挡，人体皮肤的最外层角质层即可将它妥妥地阻挡在外，使其不会对人体造成进一步的危害；但如果能释放α射线的放射性物质进入体内，少了皮肤角质层的阻挡，它的电离作用直接作用于细胞组织，可导致细胞组织病变，所以这类放射性物质被列为一类致癌物。而β射线的穿透力极强，几毫米厚的铝片才能将其阻挡，人体皮肤的角质层在它面前简直不堪一击。幸运的是，它的电离作用比α射线要弱很多，因此它的电离辐射的危害性没有α射线那么大。

现在大家明白了吧！**我们需要防范的核辐射，主要是α射线和β射线。**

好在我们周围开阔的自然环境中，放射性物质的存在虽然很普遍，但它们通常不会引起健康问题。它们在衰变时的辐射距离很短——α射线在空气中的辐射距离不到10厘米，而β射线在空气中也只能走几米。在它们的辐射距离外，人体是安全的，因而自然环境中的放射性物质的电离辐射的危害很小，小到不需要我们做特别的防护。但我们仍需要有意识地远离燃煤堆、煤渣及煤烟灰堆、建筑垃圾堆、工业废渣堆料场等放射性物质聚集的场合。

随着现代建筑的兴起，氡气的辐射也需要我们注意防范。氡气是由铀衰变而来的，它能产生α衰变。各种建筑材料，如花岗石中可能含有少量的铀，铀衰变产生氡气，因而封闭的建筑空间可能导致氡气的浓度升高，超出安全值。虽然我们皮肤能轻松地阻挡氡气辐射的 α 射线，但氡气还会在空气中继续变化为固态，被吸入体内而黏附在肺部，导致肺组织病变，甚至致癌。因此房间要保持通风，减少室内建筑材料可能释放出来的氡气。

还有一些不合格的制品，如不合格的陶瓷釉料、玻璃制品等，其中的放射性物质的含量也可能超出安全标准。这就要求我们尽量从正规渠道购买合格产品，以减少辐射风险。

一个令人惊讶的事实是：人体自身其实也具有微弱的放射性。因为人体内有大量的钾元素，它是机体组织的重要成分之一，而天然环境中的钾元素的同位素钾-40是具有放射性的，它能发生 β 衰变，释放出 β 射线和 γ 射线，且大约每一万个钾原子中就有一个不稳定的同位素"钾-40"。而且，我们体内还含有极少量的同位素"碳-14"，它是我们通过呼吸从空气中获得的，它也会发生 β 衰变。因此，人体不仅在不断地向外辐射电磁波，而且还在辐射高速粒子。

防辐射服到底防了啥

在现实生活中，我们能接触到的需要特别防护的辐射源主要是医院的 X 光机、CT机等医学设备和地铁等场所的安检机。

对于医院里的医学设备，只要孕妈妈不经常接触，大可不必担心，因为即使在孕期需要做相关医学检查，也会有相应防护措施，不会对胎儿造成伤害。

至于安检机的电离辐射，我们也不需要做特别防护。

因为电离辐射有一个作用阈值，也就是自然环境中的放射性物质的电离辐射的安全值。只有电离辐射的照射量达到一定量后才会产生危害，这与单次被照射量和被照射的频率成正相关。安检机被允许外漏的 X 射线辐射量在规定安全阈值以内，而且在行李进出口处有一层黑色帘幕，这就是铅帘，它能阻挡住 X 光的外漏。**当我们放取行李时，只要手和身体与铅帘保持适当距离就是安全的。**因此，只要孕妈妈不是在安检机附近做长时间停留的安检工作人员，就不需要做特别防护。

至此，我也顿悟了：既然 X 射线的辐射需要一定厚度的铅帘才能阻挡，那我和南买回来的防辐射服就绝不可能阻挡住 X 光的辐射了！据了解，防辐射服的材料多是金属纤维。它利用的是电磁屏蔽原理，即闭合的金属圈对电磁波有屏蔽作用；而屏蔽的对象是非电离辐射的电磁波，如手机、微波炉、电磁炉、液晶电视等在工作时产生的电磁波。即便如此，这种防辐射服也因为不能完全闭合，衣领、两边袖口和下裙摆，一共有四个开口，所以对非电离辐射的屏蔽效果也很差，甚至根本起不了作用。

看来，正如过来人说的，穿防辐射服的最根本意义是告诉别人"我是孕妇，请多关照"，很多人把它作为"求让座神器"。

不过南想穿，感觉穿上了它就立即有了一股浓浓的孕味，就像过年时家家户户都要贴对联似的，而且还能当"求让座神器"。再说，穿上它也没啥坏处，开心就好，不是吗？！

想真正防辐射，孕妈妈该怎么办

关于"防辐射"的问题算是彻底弄清楚了。然而南还是有些焦虑，既然防辐射服连普通的电磁辐射都防不住，那手机、电磁炉等家用电器的辐射呢？虽然知道它们没有危害，却仍是放心不下。

南说她总感觉电磁炉的电磁辐射特别强，因为每次使用电磁炉时都觉得头昏脑涨，她认为是电磁炉的辐射所致。

但我想，也许让人头晕的不是辐射，而是电磁炉的散热风扇发出来的噪声。

"那为什么有人用手机也觉得头晕？"南又道。

我想了想，回道："如果手机的辐射能让人头晕，最佳解决办法就是在不用手机时把它扔一边！因为它占用了太多孕妈妈本可以用来听音乐、读书、泡澡等放松自己的时间。"

南又问："假如这些家用电器的辐射都是有害的，那么，我们应该怎么防护？"

我不假思索地回道："离它们远一点！"

记得与这些电器保持适当远的距离。因为电磁波的辐射能量随着与辐射源的距离增大而急剧衰减，所以只要在正常使用距离的基础上再适当远离它们一点儿就是安全的了。

最后提醒大家，孕妈妈每天要保证喝足量的水。因为水能加速身体新陈代谢，有利于放射性物质等有害物质排出体外。

于是，南欣然决定将自己与电脑显示器的距离从以前的50厘米增至70厘米；在不用手机时就将它放在餐桌上；每天多喝两大杯水。

4 准爸爸养成记

南是很反对我买书的。原因是我总把买回来的书往书架上一放，然后就没下文了。我也自知理亏，渐渐收敛了些，不是必须要买的书绝对不买。

然而，"三大纪律八项注意"的成功实施和"防辐射"问题的完美解决，竟让南果断地抛弃了先前的偏见，一反常态支持我买孕育方面的书来看看，学习学习。

我却故作刁难道："不是必须要买的书绝对不能买。咱们爸妈当年也没看啥育儿书，咱们不也一样健健康康长大了？"

不料，南立即就拿出一副严肃认真的样子，正色道："你见过上学没带课本的吗？"

我暗地一惊："课本？"

再一思忖，便很快悟得了南的真意：她这是要让我学习成为一名合格的准爸爸呢。

买书记

对于买书，我自然是内行。

我提议去书店买。因为已经有好长时间没逛书店了，很有几分想念那里特有的书香味。买完书还能逛会儿街，想想都惬意。

来到书店，看着书架上满满地摆放着各种孕产育儿类书籍，突然觉得以前的"书到用时方恨少"竟成了现在的"书到用时才知多"了。

南很快就选定了一本，她说很喜欢书里给准爸爸开辟的专题——每月给宝宝写一篇悄悄话！也给我布置了任务，让我回家也写一篇"悄悄话"。

算下来南肚子里的宝宝也快满三个月了，回去给娃写一篇悄悄话，也算我宝爸生涯正式开启后的第一项任务。我不禁觉得，这写下来的一串串文字，就像一根根拨动的琴弦、一个个跳动的音符，连接着爸爸和孩子，这是一把交流的钥匙，而身为父亲的我终于找到了它。

南的准爸爸养成记成功实施，让我不自觉地就完成了新角色的转变。

觅食记

逛完书店，肚子已经开始咕咕叫了。我们很快选了一家家乡菜小店，作为地地道道的贵州人，酸汤鱼通常是主菜，贵州米豆腐也必不可少，还有凉拌折耳根、苞谷粑，最后要了两份蔬菜拼盘作酸汤鱼的配菜。

面对这"酸、辣、香、嫩、美"的菜肴，饥肠辘辘的我们简直是风卷残云般将其一扫而空。

然而逞一时口腹之欲的代价有些大，回家后我俩陆续出现腹痛、难受。我立即意识到，我们已经有两个多星期没吃这么味重的东西了，突然"开戒"，肠胃遭罪呀。

我又担心又害怕，生怕南因此出现食物中毒，导致严重腹泻、呕吐。我心想，真要食物中毒又拉又吐的，一定会影响宝宝的营养供给，腹痛还可能引发子宫收缩……简直不敢往下想！

我一边茫然不安地翻看着刚买回来的孕育书，一边深深自责，自己在宝爸生涯正式开启的第一天，竟表现得如此糟糕。

但我明白，现在不是自责和相互抱怨的时候，我需要做的是自己先镇定下来，安慰孩儿妈，别给她制造压力和恐慌。这么一想，豁然开朗，其实很多时候，积极的精神力量是真的能创造出奇迹的。

镇定下来的我想到了水的神奇功效——水能加速人体内的新陈代谢和有毒物质的排出，也就是大家常说的"清肠"。

于是，我俩便以每20分钟喝一大杯水（250毫升左右）的速度连喝下几杯温水。一通折腾，把该排的都排出去后感觉终于找回了自己！

开启宝爸生涯后的第一天就这样过去了，能不能算"勉强及格"呢？

准爸爸的知心话

准爸爸该怎样让孕妈妈"孕得放心"

无论是统计数据，还是身边的例子，在孕期出轨的准爸爸们都不在少数。这也是孕妈妈们从知道自己怀孕的那一刻起，心里最担心的事情。因此，准爸爸除了更贴心地照顾好孕妈妈外，还需要一些"附加行动"来巧妙地打消孕妈妈的担忧，让她孕得开心、孕得放心。

一、用言语和行动及时夸赞孕妈妈的孕期美

不可否认，孕妈妈对此时自己的身材一定缺乏自信，认为自己的女性魅力正在直线下降。这时，准爸爸的一句赞美之词就能将孕妈妈的自信重新建立起来。因为孕妈妈最在乎的就是准爸爸的想法、看法，只要准爸爸觉得美，那就是真的美了！而且，还要把夸赞表现在行动上，如更热情、欣赏地爱抚孕妈妈的身体，表现出更大的"性趣"，等等。

二、取消不必要的应酬，下班后的所有时间都属于孕妈妈

俗话说："丈夫，丈夫，一丈之夫。"即丈夫就应该常处在妻子的一丈以内，时时陪伴着妻子。对于孕妈妈来说，准爸爸就更应该如此。当准爸爸的所有空闲时间都属于孕妈妈了，孕妈妈自然就能安心无虑了。

三、在手机锁里加入孕妈妈的指纹

"日记本"里的隐私已经早就被转移到手机里了。因此,准爸爸如果主动、大方地在自己的手机锁里加入孕妈妈的指纹,让孕妈妈能时时刻刻浏览自己的微信朋友圈、洞察自己的一举一动,让她确信万事都在掌控之中,那孕妈妈心头的最后一个不安的"火星"也就被完全熄灭了。

当准爸爸有了这三个附加行动后,孕妈妈自然就能"孕得开心、孕得放心"了。

5 写给娃的悄悄话(一)

宝儿,你能听得见爸爸妈妈的说话声了吗?

现在,你已经长到9厘米了,你的小身体已经形成,手指和脚趾也都分开成一个一个的了。哈哈,爸爸好想看看我家宝贝的样子。

我家宝贝这么乖,爸爸妈妈却反而不听话了,今天就出去乱吃了东西,还让妈妈的肚子不舒服了。爸爸可害怕了,担心你那宁静的小港湾被扰乱。

你知道吗?那时,爸爸唯一的愿望就是要立即学会孙悟空的本领,把自己变成一只小蜜蜂——哦,不对,是变成一粒小芝麻,顺着妈妈的肚子溜到你的小港湾那儿,然后再变成一座最坚固的大堤,替你挡住这暴风雨,让你能安安静静地躺在妈妈的小床上好好睡觉呢。

嗨!现在,这场暴风雨总算过去了。妈妈已经睡着了,你是不是被妈妈的呼噜声给吵醒了呀?

哦,对了,爸爸还有一个秘密任务要交给你。以后要是你听到妈妈说又想出去乱吃东西了,你就用小脚丫大胆地行动起来,爸爸相信我家宝贝的小脚丫很快就有力量蹬妈妈的肚子了。这样,爸爸就立即配合你,严肃地告诉妈妈,说这是我家宝贝在抗议呢,不准妈妈出去乱吃东西。

哈哈,这是不是一个绝妙的好主意?

爱你的爸爸

6 公园踏雪受惊记:外出和运动一定要小心

这个月产检很顺利,各项指标都正常。

早晨,懒懒地拉开窗帘,立即被窗外的美景惊住了——白皑皑一片,下雪了!在我的记忆里,下雪总和许多美好事物联系在一起——堆雪人、打雪仗、故意在厚厚的积雪上摔几跤,下雪也意味着新年快要到了……

我便对南提议:"宝宝已经13周大了,现在算来已经进入孕中期了,相对孕早期已经稳定多了,可以适当增加运动量了。"

南立刻心领神会:"那今天出去走走,正好可以踏雪。"

经过商量,我们选定奥林匹克森林公园。那里有山、有水,视野也开阔,而且公园南门入口处还有一大片带斜坡的大草坪,如今下了雪,在上面堆雪人、打雪仗再合适不过,正是玩雪的绝佳之地。

当我们到达时,那里早已成为一对对情侣,还有孩子们尽情嬉戏的雪国天堂了。

孕妈妈只能适当增加运动量

对于平时没有运动习惯的女性来说,怀孕后多走走可能是不错的选择。对于平时有运动习惯的女性来说,此时的运动量可以比孕早期稍微增加。然而孕期运动过量会导致孕妈妈过于疲劳,还会影响胎盘供血,导致胎宝宝缺氧,极端情况还有可能造成胎盘早剥。肚子里的宝宝和妈妈是血脉相连的，当妈妈因运动过量而缺氧时，肚子里的宝宝也一定会缺氧。**胎宝宝缺氧会表现在胎动变化上，平日里安静的宝宝会变得躁动不安，而平日里好动的宝宝则会变得安静。**

今天，南无法抵挡雪的诱惑，不仅和我一起沿着大草坪走了好几个来回，还兴奋地和我打了几回雪仗，又一起堆了一个大雪人。等我们把雪人堆好，差不多已是3小时后了。我俩现在全身都热乎乎的，有些出微汗。本来还想再玩一会儿，但考虑到时间已晚，为了把这美丽的雪景留住，拍了一阵子照片才离开。

回家后，南说腿脚乏力，手冰脚凉的。可不是吗，我们今天在雪地里待的时间可不短，真是太大意了。

在孕期，尤其是冬天，一定要谨防感冒

我赶紧给南准备热水泡脚，**用热水泡脚有助于预防感冒**。直到南全身又热乎起来了，我心里这块石头才算落了地。

为了补充因运动过量消耗的体力，也为了预防感冒，我们的晚饭"含金量"很高。小米粥作为主食，一碗下肚暖胃解乏；荤菜是一盘蒸羊肉卷和一碗虾仁蒸蛋羹；素菜是蘸水菜，胡萝卜、瓢儿菜、藕片配蒜汁。可以说荤素搭配，营养全面。

饭后没过多久，南就觉得肚子疼得厉害，两手捂着肚子，额头上满是汗。南说肚子突然就疼了起来，搅着搅着疼。

我一听就急了："受寒、运动过量……会不会是先兆流产？这得赶紧去医院，一分钟也不能耽误！"

出租车上，我看着南，又望着前排的司机，此刻此景，在我脑海里不禁浮现出一个月前，我和南也是这样坐在出租车的后座上，那般轻松地谈论着这个新生命，仿佛这个生命与我俩毫不相干……但现在，他已经深深地走进了我和南的心里，和我们紧紧地联结在一起了。

到了医院，看着南被护士扶进医务室，我才稍稍心安，但一想到可能的严重后果，又立即恐慌起来。

"南会不会流产……这该死的雪！"我一边恐慌，一边咒骂起雪来。

医务室外，我思绪万千，就像过电影，把电视剧、电影里常出现的情景都假想了一遍。不觉眼里噙满了泪。

医生见我这般，立即明白了大半，说道："你怎么紧张成这样了，你爱人没事，就是腹部受了力，压迫到胎盘，引起了胎宝宝的不适。晚饭又吃多了一些，加重了负担，好在大人孩子一切正常。叫你来是要告诉你，以后运动一定要注意分寸，适当走走就行了，这大冷天的，还在雪地里待那么长时间……"

孕期的性生活一定要避免过频和激烈的动作

医生又问我，南以前有没有流产或早产的经历，最后还问了怀孕后的性生活情况，并郑重嘱咐我："孕期性生活一定要避免过频和激烈的动作，可以适当尝试一些安全的姿势，但不管什么姿势，都要记住一点：**一定不能让腹部受压或用力！**"

我这才明白医生找我谈话的原因。她肯定是不太相信南说的去玩雪，而是怀疑我们可能是在做爱时压迫到了腹部所引起的，可又不好当面质疑，这才叫我来单独询问。

准爸爸该怎样陪孕妈妈一起安全运动

一、说服孕妈妈，孕期应做适量运动

❶ 锻炼核心肌群和盆底肌

孕期做凯格尔运动，即反复地做憋尿和放松的动作，让松弛的生殖泌尿道肌肉群重新恢复活力。它不仅能锻炼盆底肌，还能帮助解决孕晚期由于产道肌肉的天然松弛（为生宝宝做准备）和子宫增大后的拉扯而可能出现的漏尿烦恼。这项运动准爸爸也能做，它能帮助提高射精阈值，增加性生活的时间。

❷ 让身体更舒服、心情更舒畅

运动能增强血液循环，促进内分泌系统分泌更多的对健康有益的物

质。这些有益物质不仅能让孕妈妈感觉身体更舒适、心情更愉悦，而且对胎宝宝也有益，所以孕妈妈做运动是使妈妈和宝宝同时受益的事情。

二、储备两点知识，轻松上阵

❶ 胎宝宝不会在妈妈的子宫里"荡来荡去"

很长一段时间，不仅是孕妈妈自己，连一些产科医生都认为，在孕妈妈进行大运动时（如跑步），肚子里的胎宝宝可能会"荡来荡去"。研究证实，胎宝宝受到的影响其实很小。因为妈妈的子宫是一个非常安全的地方，它的抗震性能和坚固度都是一流的。

❷ 只要孕妈妈不气喘吁吁，胎宝宝就不会缺氧

过去还认为，当孕妈妈进行大运动时，由于身体肌肉的需氧量急增，会影响对胎宝宝的氧气供给，导致胎宝宝缺氧。现在知道，只要孕妈妈不气喘吁吁，也就是将心率控制在每分钟140次以下，对胎宝宝来说就是安全的。

三、准爸爸陪孕妈妈一起运动

❶ 以前有运动习惯，如果医生没有禁止，可以继续

一般情况下，在孕前觉得舒适的运动，在孕后也可以继续。因此只要医生没有禁止，就可以继续。只是要注意降低运动强度，并根据孕期身体的变化做出及时的调整。准爸爸的责任当然是陪伴在孕妈妈身边，随时给予帮助。

❷ 如果以前没有运动习惯，那就散步吧

如果孕妈妈以前没有运动习惯，那现在最适合的运动就是由准爸爸陪着一起去散步。南在整个孕期的运动就是散步和爬楼（从一楼爬到四楼）。我们经常慢走一段，再快走一段，走到微微出汗，再慢走一段，南认为这就是一次完美的运动了。

❸ 游泳，理论上很好，但现实中可能并不完美

理论上，游泳是孕期理想的运动，但现实中，游泳池的嘈杂与水质让人有些许担心。对于孕妈妈来说，安全是第一位的，如果周围没有理想的游泳池，那就不要强求。

④ 孕妇瑜伽和孕妇健身操

为孕妈妈设计的瑜伽动作和健身操，一般既能保证安全，又能有目的地锻炼生宝宝的肌肉群，孕妈妈可以尝试。

四、几点叮嘱

① 牢记孕期运动的安全原则，不要挑战极限

孕期运动的安全原则可以用四个字概括：平、稳、适度。

"平"是指运动动作平缓连续，不要急动、急停、急转，或太多的跳跃、伸展，或是憋气用大力。比如乒乓球、网球、篮球、排球之类的球类运动就不符合"平"的标准，而举重这样的憋气用大力也是相当危险的。

"稳"是指运动过程中一定要保证身体的重心平稳，尤其是越到孕晚期，随着子宫的增大与抬升，以及乳房不断增大，孕妈妈需要更多的力量来维持重心平稳。而此时孕妈妈的关节韧带却因为激素的改变而变得松弛，这就更需要孕妈妈在运动过程中注意身体重心的平稳。在孕期摔倒，尤其是孕晚期是一件十分危险的事。

"适度"就是运动量和运动动作的适度，不要运动过量，不要挑战极限。产科医生的建议是每天运动30分钟，身体微微出汗即可。这是一个普遍性的参考标准。一般来说，孕妈妈在孕前"运动后肌肉不会酸疼"的运动量基础上，再减半或是至少再减三分之一，就是合适的。当然还要根据孕期的身体变化做调整，越到孕晚期，越要减少运动量。

② 怀孕本身就是一项大运动

这是每一位孕妈妈都要认清的事实。胎宝宝就和身体大运动一样在持续不断地燃烧着孕妈妈的身体能量。孕妈妈的心跳频率在孕早期就已经悄悄加快了20%，新陈代谢也因此而加快，心脏泵血量在孕晚期至少会提升40%。

③ 不要盲目跟从

运动是自己的事，适合孕妈妈自己的运动就是最好的运动，一定不要盲目跟从，所以当别的孕妈妈在朋友圈晒出在健身房举重的照片时，你一定不要跃跃欲试！每个人的身体自有一套运动模式，而这套模式在孕前的生活习惯中已成型，对于孕妈妈来说，延续这套模式才是最安全的。南的运动模式就是走路，她从来就不喜欢任何形式的大运动，所以在整个孕期，我的所有大运动的建议都被她一票否决，但事实证明，南的坚持是对

的。她完全避开了贸然进行陌生的大运动可能带来的肌肉拉伤或运动过量的风险。

❹ 在身体发出不适信号时，立即停止运动

在运动过程中一定要注意身体的感觉，对于孕妈妈来说，适度的运动带给身体的感觉一定是舒适的。因此，当在运动过程中出现头晕、呼吸困难、心悸、腹痛等不适症状时，要立即停止运动。如果发生阴道出血的情况，则应立即就医，以便在第一时间得到医生的帮助。

五、"双人运动套餐"

> 运动地点：小区花园或公园。
> 运动时间：夏天在晚饭后，冬天在晚饭前。
> 运动时长：30分钟左右。
> 特　　点：简便易行，适合所有准爸爸和孕妈妈。

第一节　热身运动

1. 仰头。两腿排开站稳，双手叉腰，将头仰到最大角度，持续1分钟左右。
2. 10个节拍的颈部运动——依次将头向前低、向后仰、向左歪、向右歪。一个循环为一个节拍。一个节拍为"一二三四五六七八"，下同。
3. 4个节拍的颈部运动——依次将头向左歪和向右歪，尽量歪到最大限度，即脸颊能贴着肩，并停留2~3秒。循环两次为一个节拍。
4. 4个节拍的颈部运动——依次将头向左转和向右转，尽量转到最大限度，并停留2~3秒。循环两次为一个节拍。
5. 仰头。重复"1"。
6. 8个节拍的转手腕和转脚踝。转动手腕，同时一只脚的脚尖着地，转动脚踝。左右脚各活动4个节拍。

整个热身运动就做完了。自从做这个热身运动后，南就再也没有闹过脖子疼了。

第二节 慢走400米,快走800米,再慢走200米

我们小区花园的步道大概200米一圈,在孕早期和孕中期,我陪着南先慢走两圈,再快走四圈,最后慢走一圈。在孕晚期,则全部改为慢走。

第三节 大运动——深蹲

其实,深蹲是孕妈妈在孕早期和孕中期应该进行的运动,它也能锻炼骨盆肌。只是孕妈妈下蹲的程度不能强求,以舒适为准。

1. 两脚分开与肩齐宽,然后下蹲。屁股尽量往下,在站起来时,双手平举以让腰部伸直,只靠两腿发力支撑身体站起来。根据自己的情况决定运动量,以运动后肌肉不会酸疼为宜。
2. 深蹲后原地踏步10~20个节拍。让两腿肌肉慢慢放松。

PART 2 孕中期 小心翼翼吃和动

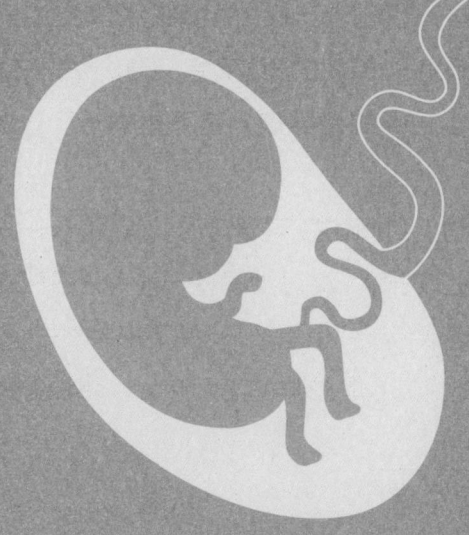

1 胎宝宝性别大猜想：给他取个名吧

今天一早起来，南吃惊地发现镜子里的大肚皮黑乎乎圆鼓鼓的，就像是一面白墙在一夜间被一群坏小子涂鸦了似的，让人难以忍受。我赶忙安慰南道："这群坏小子可只是娃一人呢，他也不是乱涂鸦，而是在装饰他的小屋——这才是孕妈妈的特殊美。要是肚子不变黑，妊娠线也不长，心里头还不能踏实呢！"

我的这一番漂亮又独到的见解，把南给说乐了。

南发现肚子上的妊娠线又黑又直。依照传统说法，这是怀男孩的表现。南早就觉得自己怀的是男孩，这下更确信了。对这样的事，准妈妈似乎都有第六感。

几天前，我俩在楼下遛弯时，遇见一个小男孩，名字叫"蛋蛋"。蛋蛋妈说，在怀上孩子后不久，她就有一种十分强烈的预感，怀的是个男宝宝，于是索性提前给他取名叫"蛋蛋"，一生下来果然是个男孩。

南说她现在也有这样的第六感，也想学蛋蛋妈，提前给儿子取个名。

给他取个名

给娃起名这项光荣又特殊的任务，当然非职业宝爸莫属了！

我兴奋地一口气说出十几个名来，却感觉一个不如一个。这才隐隐地意识到，这是一项很艰巨的任务，远不是看起来那么轻松容易。南却说，随便取一个听起来像男孩名字的就行，"蛋蛋"这名，多随便，也不觉得有啥不好。

还有起名叫"臭臭"的，这似乎是我国取乳名的传统：名字越不好听就越好,听起来越不像"人"的名字就越好。因为人们相信,这样的名字能帮助孩子逃脱灾病,顺顺利利地长大。而等孩子长大,去上学时,再取一个正式、好听的学名。

尽管如此,我还是觉得时代变了,即使是乳名,也应该取一个好听的,再加上姓氏,就能当正式的学名了。而且名字是人的第二张名片,一个好的名字不仅给人好的印象,对自己也有伴随一生的积极影响。

起名第一步:兼顾"音、形、义"

我想了想,一个好的名字需要达到什么样的效果呢?

音 ─ 朗朗上口。就是喊出来要既响亮又动听。

写出来好看。就是几个字组合在一起要好看,还要尽量避免生僻字,字的笔画也不要太多。 ─ **形**

义 ─ 有特别的含义。可以是激励、美好愿望、殷切的期待,还可以有一层字面意义外的特殊寓意。

起名第二步:字源库是个好帮手

屈指一数,字库源大致有三个大类:

字典类的工具书,如《新华字典》《现代汉语词典》《汉语大字典》《成语词典》《辞海》《辞源》等。

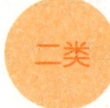
古代的诗词、典籍，如唐诗宋词、四书五经等。

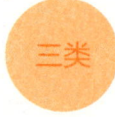
地名、人名，如名山大川、家乡山水，还有古今名人等。

选定了字源库，再和第一步相结合才能取出好名字。

生辰八字和属相

对于我们中国人来说，还有一个重要的注意事项，即生辰八字和属相。

古人认为，阴阳五行周而复始地运动变化，表现出生克转化的循环之道。人们希望将出生时刻的阴阳五行调和、增补到"中和、平衡"的最佳状态。于是，名字便成了补益工具。比如五行缺水的就用带"水"旁的字，阴盛少阳的就用带"日"旁、"火"旁的字。再兼顾属相，比如鸡怕水淹，龙喜水，等等。这样，生辰八字的阴阳五行调和、属相得当，人的一生仿佛就能顺遂平安。

南一看我这架势，这得花多少时间呀！人家"蛋蛋"妈可是一转眼的工夫就把名字给起好了，我这可好，就是专业的起名公司恐怕也没我这阵势。而且，娃都还没出生呢，哪来的生辰八字呀，属相倒是有的。

一个名字不可能面面俱到

南还真提醒了我，一个名字不可能面面俱到！我们只需要赋予它某一方面的意义就行了。比如苏轼的名字，"轼"是古代马车车厢前供驾坐者手扶的横木，毫不起眼，但不可或缺，苏轼的父亲就看重了它的这一品质，于是把它用作了儿子的名。"苏轼"——多棒的名字呀！还是"舒适"的谐音呢。

还有，我国近代建筑学家梁思成，他给儿子取名"梁从诫"，便是因为他十分崇敬北宋时期的建筑学家李诫。李诫编写了《营造法式》，该书详细记载了我国北宋后期建筑的官方营造标准。梁思成将这本年代久远如天书般的"国家建筑标准"破译出来，为现代人所能理解。他给儿子取名"梁从诫"，"从"是"跟随"的意思，并且"从"和"崇"谐音，其意自明。

"成成"诞生记

明白了这一点，我决定一步一步来，不能因为心急而与好名字擦肩而过。

从字源库开始

刚拿起字典，我想起一个很有文化底蕴的说法："女从《诗经》，男从《楚辞》"。意思是说，取女孩的名字从《诗经》里找，取男孩的名字从《楚辞》里找。因为《诗经》的文辞柔美，而《楚辞》赋有大丈夫气概。

南提醒我，尽量不要从第一篇里找，但凡翻开书的人，都会看第一篇，所以从第一篇里能取出的好名字，自古以来也不知道有几大筐几大箩了。而且因为是古籍，还要注意取有新意的名字，避免老气。

看完《离骚》，又看《九歌》《天问》……共取了近二十个名字："瑆"（美玉），"秉德"（秉持良好的德行），"博衍"（博大而广远），"佩龙"（像苍龙之遒劲有力），"陈诚"（表明心志，报效忠诚）……

再做筛选

先去除生僻字，再排除读起来拗口、有歧义或字画太多的。最后留下"佩龙"和"瑆"这两个名字。

可是，娃属虎，龙虎斗，取名还是不要"龙"字。

"瑆"是美玉，有两个"王"，和娃的属相"虎"相合，可南又觉得"瑆"字偏女性化，不够阳刚气。

一个不剩了，这可怎么办？

终于找到了"成成"

这一天的阅读、争论,竟如此耗费脑力。

我尽力地搜索记忆,记起明朝有位著名的外交使臣名叫陈诚。他一生多次出使西域,被誉为明朝"丝绸之路"的和平使者。

一直以来,我对"成"字就特别有好感——"成功""成就""成龙成凤",总之,想成什么就成什么,多好的一个字呀!一个"成"字就这么好,两个"成"字岂不好上加好!于是,决定给儿子取名为"成成"!

南反复咏诵,却觉得"成成"这两个字读起来不够响亮,声调太平了,没有抑扬顿挫的气势。

"一个名字不可能面面俱到!"我提醒道。

南便勉强同意了一个折中的方案:先凑合着用。让我慢慢地想、慢慢地找,但7个月的时间是底线,因为娃还有7个月就要出生了。

于是,"成成"就成了娃的试用名。

准爸爸真的有"假妊娠"吗

研究发现,有差不多一半的准爸爸会在孕妈妈出现各种身体不适时,感觉到自己的身体也有相似的不适症状,比如也觉得腰酸背痛、味觉改变,甚至还有恶心的感觉,这被称为准爸爸的"假妊娠"或是"拟娩综合征"。就像有的孕妈妈晨吐严重一样,也有一些准爸爸(大约10%)会症状严重,他们会真的"晨吐",而且,肚子也会莫名其妙地疼痛(假宫缩)。也就是说,准爸爸是真的会有"假妊娠"。

你肯定会说:准爸爸可真是个"好演员"!——的确,下一届的金鸡奖最佳男主角非准爸爸莫属了,他们连怀孕都演得这么像。

心理学家也赞同这一观点。他们认为准爸爸之所以会"假妊娠",就是因为他们"入戏太深"。其潜意识里一直想着、关心着怀孕这件事,包括孕妈妈身体的种种不适症状,这就像一个演员一直在脑子里想着自己扮演的角色是怎么说话、怎么动作一样,渐渐地,演员就越来越像角色一样说话、动作了。所以，准爸爸也会出现种种妊娠症状。这一过程便是将脑子里的潜意识发展成了身体反应。即准爸爸先是在潜意识层面上感知、接收到了孕妈妈怀孕的各种信号；然后，身体便将这些信号转化成感官信号，产生实实在在的身体反应。

还有一种解释，认为准爸爸和孕妈妈其实有着天然的孕期生理联系。就如孕妈妈的身体激素在怀孕伊始就发生了巨大改变，准爸爸的身体激素也可能在悄然改变。比如当孕妈妈在孕早期因激素的改变而出现不适症状时，准爸爸的性激素水平也可能悄然下降，这让他们变得更细心，把更多的精力放在关心呵护孕妈妈上。再比如，到了孕晚期，孕妈妈的身体要为生宝宝而做准备，性激素水平下降，而准爸爸的性激素也可能会再次下降，因为他要为做父亲而准备了，而那些悄然增加的"爱心激素"还会让他父爱满满。所以，准爸爸的"假妊娠"其实就是天然的生理联系的副产物——让准爸爸的身体有了不同程度的妊娠症状。

2 晚上睡觉前是抚摸胎教的最佳时间

16周的胎宝宝已经约16厘米长，120克重了，他已经会打嗝了。而且，胎宝宝在子宫里的蠕动变强，孕妈妈很快就能感觉到胎动了。同时，胎宝宝的触觉也更敏感了，如果妈妈的肚子受压，比如用手戳，胎宝宝就会感觉得到，并蠕动起来，所以现在是抚摸胎教的好时机。

抚摸胎教有很多益处，它不仅能锻炼胎宝宝皮肤的触觉，进而刺激胎宝宝大脑细胞的发育，还能促进胎宝宝运动神经的发育。

抚摸胎教的最佳时间

今天南一早起来,就要我给成成做抚摸胎教。

可成成一天中的两个活动高峰期都不在早上,一个是在晚上7点后,一个是在晚上11点后,持续一两个小时。而早上成成并不愿意活动。一早起床就给成成做抚摸胎教显然不太合适,就像给一个正在熟睡中的人做按摩一样,不仅影响正常睡眠,而且按摩效果也大打折扣。

南也觉得有理,便把抚摸胎教的时间定在晚上7点到9点。这样,在成成活动的高峰期给他按摩,他应该是最喜欢的,而他累了就可以美美地睡觉了。

抚摸胎教进行曲

晚饭后,南舒服地靠着沙发,我便就着南坐在沙发上的姿势,迅速地把两手搓热乎,再平放在南的肚子上,想象着能透过南的肚子看见娃,更想象着我的手正平放在娃的肚子上。

慢慢地向上移动两手,移到娃的额头上,轻轻地抚摸娃的额头,再向下移动,两手从娃的小脸蛋儿上缓缓地滑下来,滑到娃的肚皮上,轻轻抚摸娃的小肚皮……两手再微微分开往下滑,滑到娃的两只小脚丫上,轻轻抚摸娃的小脚丫……再慢慢往回滑,滑到娃的肩上,分别滑向娃的两只小手……

我一边抚摸,一边轻哼小时候最喜欢的一首歌曲《乡间小路》。

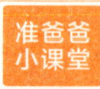

除了抚摸胎教,准爸爸还要给孕妈妈做按摩
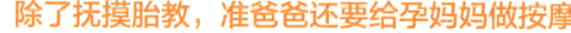

一、孕期按摩甜蜜蜜

按摩是让孕妈妈和胎宝宝同时受益的事,因为对皮肤触觉和压觉神经末梢的按压能刺激大脑,促进身体分泌更多的有益物质。而且,按摩还能帮助孕妈妈放松，缓解肌肉酸疼，并促进血液循环，让淋巴系统高效运转以除去体内毒素。更重要的是，准爸爸提供的按摩服务，手上传递的可都是满满的关怀与柔情蜜意呀，这才叫孕期按摩甜蜜蜜呢！

二、重点按摩部位

① 前臂

孕早期，对孕妈妈前臂的按摩有助于减轻恶心、孕吐的症状。手腕横纹向上6~7厘米处的正中位置为内关穴，按压该穴能有效抑制恶心、呕吐。

② 头部

孕早期，除了肠胃不适，孕妈妈体内激素的剧烈变化会让孕妈妈的情绪如坐过山车般起伏不定。对孕妈妈头部的按摩能舒缓压力，让头部感觉更放松，并能促进头皮的血液循环，增加脑部供血，平稳情绪。

③ 乳房

激素变化会促进乳腺增长，乳腺的快速生长会带来刺痛、酸痛感，有时甚至会感觉整个乳房都在抽动。准爸爸每天给孕妈妈做乳房按摩，这不仅能有效缓解不适，还能预防乳腺管堵塞。乳腺管堵塞绝不是哺乳后才会出现，孕期也可能发生。所以在整个孕期，孕妈妈的乳房都需要精心呵护。

④ 脚

孕中期，孕妈妈的脚悄悄地变大了。随之而来的，还有肿胀疼痛。因为孕妈妈的身体为了羊水充盈和更快的新陈代谢而吸收更多的水分，导致双脚肿胀。同时，松弛素的分泌不仅让骨盆韧带变松弛（为了让胎宝宝住得更舒适，也为胎宝宝的出生做准备），还让脚部关节和韧带也变得松弛，而松散的脚腕和脚却要承受不断增加的体重，更容易承重不均，导致下肢肿胀。这时，按摩有助于减轻肿胀疼痛。还可以用热毛巾给孕妈妈的脚做个热敷，或是用热水给孕妈妈美美地泡个脚，也能有效减轻症状。

⑤ 小腿、背部

很多孕妈妈都经历过夜间腿抽筋。原因是子宫的增大对血管施加压力，使得小腿肌肉的血液供给减少，而小腿肌肉作为腿部最活跃的肌肉，当血液供给不足时就容易发生痉挛。如果孕妈妈缺乏运动则更会加重这一状况。这时，准爸爸在睡前给孕妈妈的小腿做做按摩，能促进小腿血液循环，改善血液供给不足，缓解小腿抽筋。孕妈妈还可以尝试在睡前吃一根香蕉来平衡电解质，因为有研究认为抽筋还可能是钙、磷、镁、钾等电解质的不平衡所致。

随着孕期推进，羊水增多、子宫增大、胎宝宝发育，孕妈妈的身体重心往前移了，这使背部肌肉向前拉伸，更容易出现劳损。而且，这种变化也导致了更多的疼痛。准爸爸可以由揉捏肩部开始，从背部一直按摩到腿部，以帮助孕妈妈缓解疼痛。孕妈妈还可以用舒适的姿势来调整重心，或泡个热水澡，或让准爸爸用热毛巾热敷，以促进血液循环，缓解疼痛。

三、需要注意的按摩技巧

1. 前臂的按摩：握住孕妈妈的前臂，四指和拇指移动着轻轻捏压。
2. 头部的按摩：根据孕妈妈的舒适感觉，可以四指并拢轻轻按压，也可以张开四指用指尖"抓着"按压，还可以按揉一下太阳穴。
3. 乳房的按摩：一手轻轻托住乳房，一手四指并拢，用前掌顺时针轻旋着按揉，从乳房周围向乳头的方向移动，顺时针按揉3~4圈。
4. 脚的按摩：四指和拇指移动着轻轻捏压脚和脚踝，再用拇指稍用力地轻旋按揉足弓。
5. 小腿、背部的按摩：从肩颈开始，用揉捏的手法；脊椎两侧则用两拇指稍用力地轻旋着按揉，按揉1~2次；四指张开，用指尖"抓着"按压背部两侧，或是用手掌轻旋着按揉。再用相同的手法按摩臀部和大腿；最后按摩小腿，用四指和拇指移动着轻轻捏压小腿肌肉。
6. 按摩的力度和手法一定要以孕妈妈的舒适为准。

3 过"望子成龙"关，是准爸孕妈必须要提前做的事

过了腊八就是年。南说，今年都还没有好好去逛逛街、买点年货呢，北京的大街小巷早已经飘起了浓浓的年味——大红灯笼、红挂历、红对联，还有大红的老虎布偶。

秋老虎

南一说到大红的老虎布偶，我就立即猜到了七八分，知道南今天最想去买回来的新奇年货，就是那胖墩墩的大红老虎，因为成成就是属虎的。

走在大街上，看着满街的铺子里摆放着的大大小小的红老虎、黄老虎，想着成成和它们是"一家"的，我和南就禁不住地要把它们摸摸、抱抱，然后满载而归。

回到家，南一边爱抚着老虎布偶，一边美美地计算着成成的预产期。

"七月份？这可还是夏天，还不到秋天，那成成就不是'秋老虎'了……"

我忙翻开日历，一遍又一遍对照……确凿无疑。

我赶紧安慰南，同时也是安慰自己道："夏天的老虎也很不错。你看，夏天里的动物膘肥肉满，老虎在夏天捕猎，一点儿也不比在秋天更费劲呢。"

我和南便又在脸上重开了那幸福、灿烂的笑。真是"可怜天下父母心"！

我想，全天下的父母必然都是这样殷切地期盼着自己的孩子"吃喝不愁"，并能拥有一个幸福美好的人生。

过"望子成龙"关

我曾经看过一部美国电影《Parenthood》(中文名叫《温馨家庭》)，里面讲述了一个关于让孩子拥有幸福人生的故事。

那是一个三代同堂的大家庭，老夫妇俩有两个儿子和两个女儿，他们都已成家并有自己的孩子。

大女儿认为平常的人生最幸福，所以她循规蹈矩，只希望孩子能顺利地完成学业，然后找到工作，结婚生子。

大儿子与姐姐的观点相同，但更看重孩子的天性，让孩子怎么开心就怎么来，认为这才是幸福所在，所以他选择不让孩子去遵循任何固定的成长模式。

二女儿与哥哥姐姐的观点截然相反。她认为唯有社会精英阶层的人生才能称得上是幸福的人生，所以她给孩子从小就上紧了学习的"发条"，为的是孩子将来能考入一流大学，受一流教育，然后成功地跻身社会的精英阶层。

小儿子是一个不负责任的父亲，因为他自己本身就是"问题孩子"。他从小受宠，被老父亲寄予厚望，然而事与愿违，他不愿意脚踏实地地工作，深陷赌博不能自拔。与女友分手后，他将孩子扔给老夫妇俩就不辞而别了。

小儿子这样不负责任的父亲当然是个例，而老夫妇和兄姊三人的做法则代表了社会的大多数父母。但出人意料的是，就如老父亲给小儿子安排的"非凡成长"之路一样，他们最后都宣告失败，他们的孩子都或多或少地变成了问题孩子。

其实，父母唯一能做的就是在孩子摔倒时，把他们扶起来；除此之外，做什么都可能出错，更无法替代孩子去给他们安排一条自以为幸福的人生之路。

该怎样让孩子幸福地成长

俗话说：人比人，气死人！

从幼儿园开始，我们就被迫加入"人比人"的行列，谁是第一，谁是第二……离开了校园,我们还会不自觉地给自己、给周围的人排名,谁混得最好,谁是第二……

我们完全忽略了,如果仅以金字塔尖作为杰出的话,那绝大多数人的人生都将被无情地定义为"毫无精彩可言的平庸"。而如果这绝大多数"平庸"的人又被一条"人比人"的鞭子鞭打着非要挤向金字塔尖……我想,那希望、那生命跳动的喜悦,就必将被它无情地鞭打,窒息而死;那一泓"知足常乐"的清泉,也必将被它汹涌的愤涛所吞噬。当所有幸福的元素都被消灭殆尽,我们无疑是给自己制造了人间炼狱。

然而,我们仍需要被鞭策前进,只不过,这不是一条满是棘刺的鞭子,而是一条温和的教鞭。这条教鞭里也有一个"比"字,但不是"人比人",而是"跟自己比"——我们比昨天进步了。我想,真正的人生,不就是一个生命不断升华的过程吗?这样的人生,才是一个幸福的过程,一个平静快乐地享受生命的过程。

排名式竞争是不可能轻易"消失"的,但如果我们懂得了幸福的真谛,那么,尽管置身其中,它也不能夺走我们的幸福。

4 写给成成的悄悄话(二)

成成,爸爸都忘了告诉你,我家成成已经有名字了!

我家成成已经在妈妈的小港湾里待了16周了,你知道自己已经多大了吗?爸爸可是知道的。

成成,爸爸今天想明白了一件事情。爸爸希望你以后又要有所成就,又要过得幸福快乐!而诀窍就在于:不要跟别人比,只跟自己比,只跟自己的昨天比,每天进步一点点就行。这样,你就会豁达开朗,别人的进步、别人的成就,在你眼里,只是自己学习的榜样,而不是忌恨的对象。对人宽容,对己严格。慢慢地，突然有一天你就会发现，你已经拥有了老虎的力量，还有一颗知足常乐、平静快乐的心。而有了这颗知足常乐、平静快乐的心，无论成败，你都能做到时时刻刻享受属于自己的人生。这样，幸福和快乐就将永远地陪伴着你！

成成，爸爸说得对吗？

爱你的爸爸

每个宝宝都是"三亿人"中的冠军

一支约"3亿人"的马拉松队伍（男性平均每次射精量在1.5~5毫升，约3亿个精子），它们争先恐后地奔向输卵管。这是一段16~21厘米的路程，但必须过五关斩六将，通过层层筛选后才能到达。

第一关就是"重力"，强大的重力要将它们使劲地拉出赛道（射精后，即使女性继续保持卧躺的体位，也会有很大一部分精液流出阴道）。通过这一关后，它们才有机会爬上宫颈口处的"黏液天梯"继续前进。在排卵期前后的十几天里，宫颈黏液会比平常更多、更稀薄，让精子从中顺利游过，抵达宫颈口。通常只有最健康强壮、最努力的精子才能完成这段赛道，任何不够健康、不够强壮、不够努力者都将掉队。之后，它们沿着陡峭的子宫壁奋力上爬，到达输卵管。

然而，输卵管同样潜藏着危险。通常情况下，左右两条输卵管交替排卵，只有一条输卵管里有最后的"奖杯"——卵子。只有选对了，才有机会与同时到达者一起将卵子团团包围，但最后，仅有一名最强健的幸运儿能撞开卵子的"大门"，完成受精。

这还没到终点，受精卵还须奋力赶在子宫关门前到达，并被允许在那里安家落户（子宫内膜只有5天的时间允许受精卵着床，即月经周期的第20~24日，这一段时间称为窗口期）。至此，新生命才终于踏上征程，开启另一段漫长而又同样充满危险的孕育之路……

可见，每个宝宝的出生，都是经历艰难险阻才最终成功。毫不夸张地说，每个宝宝都是"三亿人"中的冠军。

5 胎教音乐：孕妈妈喜欢的音乐就是最好的胎教音乐

今天是成成第17周。胎宝宝进入17周后，听力就已经形成了，能听得见妈妈身体里的各种声响，还有说话声。很多有助于刺激听力发展的胎教都可以开展了。

胎宝宝最喜欢听爸爸的声音

爸爸的声音浑厚有力，更容易振动羊水而让胎宝宝听见，而且爸爸的声音又正好是中低频，胎宝宝最先能听见的声音就是中低频声音。所以，成成现在最喜欢听爸爸的声音了。

南一听就乐了："那从今天起，每天你和成成见面时都要叫成成的名字，还有每天早晚都得给成成读唐诗、讲故事，还要给成成唱一首儿歌！"

从第5个月开始，胎宝宝的感觉器官迅速发育，开始有了味觉、听觉和视觉，所以从这个月开始就可以全方位地进行胎教了。抚摸胎教当然是必不可少的，还要每天多跟胎宝宝说话，多叫他的名字。

"那我又多了几项有趣的活动了！"我故作轻松道，心里头却美得很。

胎宝宝还喜欢听音乐

我突然想起来，还有一项重要的胎教内容——给成成听音乐呢。

音乐的刺激对大脑发育和身体健康有着极为重要的影响。耳朵里的听觉细胞

"听小毛"将声音的振动转换成电信号传递到听觉中枢，再由听觉中枢加工传递到大脑，激发相关联的脑区功能。一段动听的音乐里通常含有比普通声响丰富得多的音符，有利于提高大脑整体的认知水平，而且音乐带来的愉悦对身体健康十分有益。**所以给胎宝宝听音乐，不仅能促进胎宝宝大脑的发育，而且，胎宝宝的身心愉悦了，自然就能长得更好！**爱因斯坦曾说过，他一生的成就得益于小时候所受的严格的音乐训练。

哪些音乐适合胎宝宝听

一个月前我就未雨绸缪地买回来四盒胎教音乐CD，现在正式派上用场了。其中包括巴赫、舒曼、施特劳斯、柴可夫斯基、肖邦、莫扎特等伟大作曲家的作品。这些优美的音乐最适合作胎教音乐了。可我在细看时长时，却发现它们并不是完整的乐曲。如维瓦尔第的《春》，这首乐曲分为三个部分，总时长约有13分钟，胎教音乐的CD里却只有第一个部分，时长还不到4分钟。

我颇有些失望，心想，要是有一套完整乐曲的胎教音乐CD就好了，可转念一想，也许这正符合了胎宝宝的喜好。研究发现，**此时的胎宝宝喜欢听一些简短的音乐，而且喜欢重复地听。**

妈妈喜欢的音乐才是最好的胎教音乐

南喜欢听轻音乐。班得瑞的《日光海岸》带着我俩飘去那阳光明媚的海岛，躺在细软可人的沙滩上美美地晒起了日光浴呢。

"砰"，娃在妈妈的肚子里使劲儿动了一下。

南自豪地说："你看，我家成成也喜欢听妈妈喜欢的音乐。"

我说："那就选班得瑞了。班得瑞的音乐也正好符合胎教音乐的要求，节奏轻柔、舒缓。而且里面还有很多大自然的声音：轻轻的微风、细细的小雨、喓喓虫响、啾啾鸟鸣……当然，最重要的是，成成和妈妈都喜欢听。"

因为只有宝宝和妈妈都喜欢听，才能让他们放松身心。而妈妈的快乐情绪能传递给宝宝，引起宝宝的共鸣、激发大脑的活力，也就更能达到胎教音乐的效果了。

选择胎教音乐的基本原则

对胎教音乐的选择有两个最基本的要求：**一是不能选快节奏的音乐**，如摇滚乐之类，因为快节奏的音乐往往会使孕妈妈产生紧张感。**二是不能选听起来嘈杂的音乐**，像林肯公园的歌，这样的音乐即使在音量开得很小时也会给人很吵闹的感觉。而吵闹和紧张都会使孕妈妈产生不适感，对胎宝宝的健康成长也可能造成伤害。

五种适合的音乐

① 儿童歌曲，即经典儿歌。
② 古典音乐，包括交响曲、协奏曲、管弦乐组曲、歌剧等。
③ 各种纯音乐，即没有演唱而只有伴奏或由特定的乐器演奏出来的旋律，它们大多旋律舒缓、优美，如班得瑞的轻音乐就属于这一类。
④ 大自然里的各种和谐悦耳的音符，如鸟的鸣叫，哗哗的水流声，和风细雨的呢喃，等等。
⑤ 曲调明快欢乐的流行歌曲，但偏忧伤的歌曲不可取。

准爸爸小课堂

你知道吗？古人的胎教比我们讲究多了

《颜氏家训》里有提到古人的胎教之法："古者，圣王有胎教之法：怀子三月，出居别宫，目不邪视，耳不妄听，音声滋味，以礼节之。书之玉版，藏诸金匮。"说的是，在古时候，圣贤的君王就有了胎教的方法：在妃嫔怀孕三个月时，便要让她们住进专门的地方，在那里，她们的眼睛不会看见不合礼制的事物，耳朵也不会听见不合礼制的言语，所听的音乐、吃的食物，都要符合规制。这种胎教方法被刻写在玉片上，收藏在金柜里。

可见，古人的胎教比我们讲究多了，也严格多了。

尽管人们在古时候还不可能完全明了胎宝宝的发育情况，但他们根据胎宝宝在妈妈肚子里的胎动，便判断胎宝宝在妈妈的肚子里也一定能看得见、听得见呢；又或者，因为妈妈和胎宝宝是心连心的，所以妈妈的所见所闻就是胎宝宝的所见所闻了。既然胎宝宝对外面的世界有所感知，那自然就要对其所见所闻严加限制了。"近朱者赤，近墨者黑"，对孩子的教育从这时候就已经开始了。

6 孕妈妈的营养早餐长啥样

自从履行孕妈妈厨房"三大纪律八项注意"以来，食品安全问题算彻底解决了，但早餐的营养问题被忽略了。究其原因，还是我和南在潜意识里总以为传统的吃法就已经足够营养，更何况还有午餐、晚餐做补充，所以早餐吃碗面条、煮几个鸡蛋，就足够了。

可这也许根本就不够好，营养充足的一天是从早餐开始的。

早餐的重要性

早餐不仅提供人体一天所需能量的30%~40%，而且早餐的缺乏并不能从午餐和晚餐里得到有效弥补，因为身体对营养的吸收是有时间效应的。在经过一夜的休息后，消化系统在早上跃升到一天中最活跃的状态，这时肠胃的消化功能最强，吸收率也最高。同时，上午也是思维活跃、体能消耗最多的时候。此时人体内的食物几乎被消化吸收殆尽，所以身体迫切需要从早餐里得到新的营养补充。如果得不到足够的营养补充，身体就会被迫分解体内储存的糖原、蛋白质和脂肪来满足重要器官的基本营养需求，而对于非重要器官的营养需求则会自动忽略。这一忽略所造成的负面影响，比如头晕、注意力不能集中、记忆力下降等，就是身体对营养吸收的时间效应。而胎宝宝是完全依靠妈妈来获取营养的，所以妈妈身体里的营养状态关系着胎宝宝的营养安全。虽然目前还没有相关研究证实孕妈妈的早餐营养不足会对胎宝宝产生多大的不利影响，但也绝不值当去冒这种险。

"好"的标准是什么

好的早餐，不仅要营养成分全面，还要健康、营养价值高。

"营养成分全面"是指我们的"一餐所食"或"一天所食"能全面提供人体所需的各种营养素：蛋白质、脂肪、碳水化合物、膳食纤维、维生素、矿物质和水。

"健康"是指健康的碳水化合物和适量的膳食纤维。我们认为健康的碳水化合物是"好糖"，即指淀粉和水果里的果糖；而"坏糖"则是指精制糖、添加糖。这是因为人体在吸收"好糖"时，整个吸收过程缓慢有序，能让人体的血糖水平保持在一个稳定状态。与此相反，"坏糖"会让人体血糖水平骤升骤降，引发体内环境紊乱。

膳食纤维主要来自水果、蔬菜及谷物，分为可溶性膳食纤维和不可溶性膳食纤维。它能控制血糖，延长饱腹感，阻止身体摄入过多能量而患上肥胖、糖尿病、冠心病等疾病。

"营养价值高"则是指优质蛋白质、好脂肪的含量高，以及高营养密度。

优质蛋白质是指其氨基酸比例与人体需求接近，易被人体消化吸收的蛋白质。鸡蛋、瘦肉、鱼肉、牛奶、大豆中所含的蛋白质都是优质蛋白质。

好脂肪是指不饱和脂肪酸，包括单不饱和脂肪酸和多不饱和脂肪酸。有"脑黄金"之称的DHA是人体必需的一种多不饱和脂肪酸，它是维持视觉和大脑功能不可缺少的物质，同时对胎儿的大脑发育也极为重要，深海鱼、蛋黄、牛奶和奶制品中含有丰富的DHA。在植物油中，亚麻籽油、核桃油、葵花子油、大豆油、橄榄油和玉米胚芽油等均富含不饱和脂肪酸。

高营养密度是指在相同的能量内，含有更多的蛋白质、维生素和矿物质。高营养密度的食物在提供相同能量的同时，还提供了更多的营养素。

孕妈妈的营养早餐长啥样

主食：一碗全谷物杂豆粥（含40～60克全谷物杂豆）。

用各种全麦（大麦、燕麦、藜麦等）、各种粗粮（小米、薏米、玉米糁等）和各种豆类（黄豆、黑豆、芸豆、红豆、绿豆、鹰嘴豆等），再加上芝麻、花生等，一起组成全谷物杂豆粥。

全谷物杂豆粥营养密度高，而且米和豆类搭配食用，还能起到蛋白质互补的作用，以增加营养吸收。

蔬菜类：随心搭配三种生吃的蔬菜（150克）。

可以随心选择几种应季蔬菜，推荐彩椒、小番茄和奶白菜这三种蔬菜列入常规餐食。这三种蔬菜均富含胡萝卜素、维生素C、维生素E、叶酸、钾、膳食纤维等，且能量低，又能产生一定的饱腹感。**如半个彩椒、5颗小番茄和2～3片奶白菜。**也可以把蔬菜煮熟后淡味凉拌。

水果类：随心搭配三种水果（150克）。

水果能提供丰富的维生素和矿物质，还含有膳食纤维和果糖。一般只要是应季新鲜水果都不错，不过血糖偏高的孕妈妈要注意选择低糖的。**如1/3个苹果、10颗葡萄和1/3个红心火龙果。**

畜禽蛋鱼类：1个全蛋、1块瘦畜禽肉（50克）或1块深海鱼肉（50克）。

鸡蛋富含优质蛋白质、DHA、烟酸等，是真正的物美价廉营养品。畜禽肉不但富含蛋白质，而且铁、锌等矿物质含量也很高。深海鱼类（如三文鱼、鳕鱼等）低脂、低热量、高蛋白质，还含有胎儿大脑发育不可或缺的DHA、磷脂等。

奶类：1杯全脂牛奶（200～300毫升）或1盒酸奶（100毫升）。

牛奶是钙的最佳来源。常温保存的高温灭菌牛奶和巴氏杀菌的鲜牛奶的营养成分差距并不大，只是鲜牛奶的口味更鲜美，常温保存的牛奶更经济实惠。

坚果：2～3个核桃（10克），或一小把混合坚果（20克）。

坚果类普遍富含不饱和脂肪酸、蛋白质和各种矿物质。

根据《中国居民膳食指南（2022）》《中国居民膳食营养素参考摄入量》和《备孕妇女、孕期妇女平衡膳食宝塔》。孕妈妈一天膳食的参考摄入量如表1所示。

表1 孕期膳食参考摄入量

类别	孕早期		孕中期	孕晚期
能量	1800千卡（身体活动水平"轻"） 2100千卡（身体活动水平"中"） 2400千卡（身体活动水平"重"）		1800+300千卡 2100+300千卡 2400+300千卡	1800+450千卡 2100+450千卡 2400+450千卡
水	1.5～1.7升		1.7升	1.7升
谷薯类	250～300克		275～325克	300～350克
	粮谷类ª：	200～250克	200～250克	225～275克
	薯类：	50克	75克	75克
蔬菜类ᵇ	300～500克		400～500克	400～500克
	每周吃一次含碘海产品		每周至少吃一次海藻类食物	每周至少吃一次海藻类食物
水果类	200～300克		200～300克	200～350克
肉禽蛋鱼类	130～180克		150～200克	175～225克
	瘦禽畜肉	40～65克	50～75克	75～100克
	鱼虾类	40～65克	50～75克	75～100克
	蛋类	50克	50克	50克
	每周吃1次动物血或畜禽肝脏		每周吃1～2次动物血或畜禽肝脏	每周吃1～2次动物血或畜禽肝脏
奶类	300克		300～500克	300～500克

续表

类别	孕早期	孕中期	孕晚期
大豆/坚果	15克/10克	20克/10克	20克/10克
加碘食盐	<5克	<5克	<5克
油	25克	25克	25克

注：ª全谷物和杂豆不少于1/3；ᵇ新鲜绿叶蔬菜或红黄蔬菜占2/3以上。

对照来看，南的早餐显然不符合标准。

依照平衡膳食宝塔，南现在处于孕中期，早餐应提供全天所需总能量的30%～40%，如果以35%计算，则折合早餐的摄入量为：水595毫升（水可以在一天内补给，所以早起喝400毫升水就够了）；谷薯类96～114克（全谷物和杂豆18～26克）；蔬菜类140～175克；水果类70～105克；畜禽蛋鱼类52～70克（瘦畜禽肉14～23克）；奶类105～175克；坚果4克（考虑到一天中可能只吃一次坚果，便可以全放进早餐里，即10～20克）。

南早起喝一杯400毫升左右的水，水源是桶装天然水，温热了喝。这不仅能及时为身体补足水分，还能起到清肠通便的作用。早餐是3个全蛋，再加1碗面条，含1勺橄榄油。所以，南的早餐还缺少蔬果、全谷物、杂豆、奶类和坚果。

每一位孕妈妈都能做到"长胎不长肉"吗

一、能量与长胖的秘密

人体保持着整体能量的摄入与支出（身体代谢活动和运动）的平衡，这一平衡只要稍微倾斜，便会导致体重的增加或减少。研究发现，仅2%的能量过剩便能让身体在短短一年内增重2千克。

为身体提供能量的营养素叫"产能营养素"，它们是碳水化合物、脂肪、蛋白质、酒精。不能为身体提供能量的营养素叫"非产能营养素"，它们是维生素、矿物质和水。由此可见，当体重增加时，"产能营养素"摄入可能过剩了。

而这些过剩的产能营养素中，脂肪的产能效应最强。脂肪又分为饱和脂肪酸和不饱和脂肪酸，其中饱和脂肪酸转化为体内脂肪的效率最高。饱和脂肪酸大量存在于猪、牛、羊等动物的肥肉中，牛奶及乳制品中也含有；而不饱和脂肪酸则多存在于植物油中。这就是吃动物油比吃植物油更容易长胖的原因。

二、胎宝宝究竟需要多少能量来长身体

胎宝宝生长所需要的能量其实远没有我们想象的那么多。孕早期，孕妈妈不需要额外摄入能量；孕中期，也只需要每天比怀孕前多摄入300千卡的能量；孕晚期，每天多摄入450千卡的能量就够了。在常见食物中，260克米饭（两小碗）、450毫升纯牛奶、4个鸡蛋、1根普通大小的玉米、1个400克的红薯、4个核桃、4个苹果，它们所含的能量都可能有300千卡。

孕早期，孕妈妈正常所需的蛋白质为每天55克，与怀孕前相同；孕中期，也只需要每天多摄入15克蛋白质；孕晚期，则每天多摄入30克蛋白质。在常见食物中，4个鸡蛋、85克黄豆、250克豆腐、70克腐竹或豆腐皮、150克瘦肉、160克鱼或虾、150克榛子、130克杏仁，它们所含的蛋白质都有30克。

三、胎宝宝需要更多的营养

胎宝宝的健康成长所需要的能量并不太多，却需要全面的营养素，不仅需要蛋白质、脂肪和碳水化合物，更需要各种维生素和矿物质。因为各种营养素在胎宝宝的生长发育中都发挥着重要的作用，任何一种营养素的缺乏都会对胎宝宝的生长发育造成不良影响。比如孕妈妈体内缺乏叶酸，则可能导致胎宝宝神经管畸形。事实上，胎宝宝一直在孕妈妈体内富集各种营养素以满足自身的生长需要。这就要求孕妈妈的膳食必须是均衡的、高营养密度的。

四、几点叮嘱

❶ "食量"的个体差异

每一位孕妈妈的能量需求都有着很大的个体差异，孕期能量摄入量推荐值只是一个参考值，不能作为自己的绝对标准。

❷ 身体质量指数（BMI）

身体质量指数（BMI）是一个评价自己体重（非孕期体重）是否正常的参考值。

计算公式为：身体质量指数（BMI）=体重（千克）÷[身高（米）]^2

身体质量指数（BMI）小于18.5为偏瘦；在18.5～23.9为正常；24～27.9为超重；≥28为肥胖。

❸ 与其吃得战战兢兢，不如定期称体重

事实上，要精确计算每天的能量摄入与支出是否平衡是非常困难的，而且也完全没有必要。因为我们的身体本身就自带一套精密的平衡系统：饱腹感与食欲之间的精密调节。也就是说，吃饱了，自然就不想吃了。所以，只要孕妈妈吃低能量密度、高营养密度和高饱腹感的食物，就能大概率地避开能量摄入过剩的风险。

有个简单办法可以帮助孕妈妈判断饮食是否合理，就是定期称体重。比如一周称一次，或是两周称一次，都可以。如果体重增加太多，那就一定是吃多了。

一般说来，孕前BMI正常的孕妈妈，孕期增重8～14千克是合适的。它们是孕妈妈为胎宝宝额外储蓄的脂肪，以做到"仓中有粮，心里不慌"。具体到整个孕期的增重节奏为：孕早期，孕妈妈体重增加控制在0～2千克；到了孕中期和孕晚期，胎宝宝增长迅速，孕妈妈体重平均每周增长0.4千克左右就可以了。

孕前超重或肥胖的孕妈妈，整个孕期增重控制在5～11千克，也能实现不"长胖"。

7 迈过胎宝宝性别偏好关

不要让性别猜想影响孕妈妈的心情

南一直坚信成成是个男孩。

想到这里,我赶紧把脑子里"成成是个女孩"的猜想按下去,因为绝不能让它引起南的任何疑虑或失望。

南早已经不堪重负了。成成在"飞速成长",南也在"飞速成长",还是身体和心理负担的双重"飞速增长"。成成的小房子不断增大、升高,从第19周起,它大约每周升高1厘米,已经迫近南的肺部了,所以南这几天上几步台阶就觉得很累,还有伴随而来的身体笨拙、重心不稳、腰痛等不适。这些身体负担都会变成心理负担,影响南的情绪。

在这关键时刻,准爸爸就更要使出浑身解数讨孕妈妈的欢心了,要多陪她们一起做一些孕期应该做的事。比如给宝宝挑选可爱的玩具,陪孕妈妈买漂亮的孕妇装;等等。要让孕妈妈觉得,这是一段特别的日子,尽管有着数不清的负担和烦恼,但在丈夫的细心关怀、精心呵护和用心陪伴下,反而更显特别了。

准爸爸自己要先过"性别偏好关"

为什么会有那么多的"重男轻女"思想呢?难道这就是所谓的人性的弱点?

我知道,DNA中的Y染色体只能是父子相传,也就是说当男性把X染色体传给女儿时,女儿的X染色体又将与她丈夫的X染色体在下一代人的身上融合而被改变,所以在外孙的身上无法找到姥爷完整的X染色体。相反,由于Y染色体只能是父子相传，并且也绝不会与外来的 Y 染色体相融合，所以只有 Y 染色体才能完整地由父亲传给儿子，再由儿子传给孙子，这样一代代地传递下去，Y 染色体上的遗传密码便始终不会被改变。我想，也许这就是我们想要儿子孙子来传宗接代、延续香火的真正意义——让那段 Y 染色体无限地传递下去。

可这又有什么意义呢？我们并不能因此而得到永生。除了标示男女的特征外，那段 Y 染色体也许并无太多特别的价值。

我也要为南卸下这个大包袱！南作为一位母亲，一位妻子，她更容易不自觉地把生儿子当作自己的使命，我绝不能让南背上这样的包袱。

8 写给成成的悄悄话（三）

成成，爸爸有一件又重要又严肃的事要告诉你：爸爸和妈妈今天想通了，无论我家成成是男孩还是女孩，都是爸爸妈妈的心肝宝贝。

听说你现在最像一个"小老头"——皮肤红红的、皱巴巴的……可你的嘴唇、眉毛和眼睫毛都已清晰可见了，你已经具有了微弱的视觉；在你的牙龈下面，乳牙的牙胚开始发育；而且你已经学会吞咽羊水了，也会排尿了……这些都太不可思议了！爸爸急切地盼着你早点出来，这样爸爸就能带你去所有好玩的地方。你是不是也很期待呀？

可喜的是，我家成成已经有22周大了，等你把小身体长得结结实实的，就可以自己划船离开妈妈的小港湾了。

听妈妈说，你昨天跟妈妈做了一下午的游戏——捉迷藏呢。你躲在妈妈肚子的左边，被妈妈发现了；你又藏在妈妈肚子的右边，在右边撑起一个小包来。妈妈说成成最可爱，特别喜欢跟你玩游戏。爸爸早知道你机灵又可爱了。

晚安！成成。

爱你的爸爸

准爸爸小课堂

孕中期，准爸爸可以陪孕妈妈做这些有趣又重要的事

一、提前给宝宝选购婴儿用品

① 婴儿衣

陪孕妈妈一起去给宝宝挑几件可爱的婴儿衣服，有助于想象胎宝宝出生后的样子，让孕妈妈暂时忘却孕期烦恼。在挑选婴儿衣时，无须考虑宝宝的性别，粉色的连体衣和淡蓝色的连体衣可以各买一件，因为它们都一样的漂亮可爱。

② 床上用品

婴儿垫单、婴儿睡袋，还可以买一张婴儿小盖被，但不需要买婴儿枕头。柔软的毛绒玩具也不要买，婴儿床上还不能放它们。

③ 婴儿床及床铃

准爸爸和孕妈妈可以提前计划一下宝宝出生后睡哪儿。如果不和爸爸妈妈一起睡温暖的"家庭大床"，那就得买一个婴儿床。考虑到婴儿床的使用年限，最好买偏中性的颜色，比如白色、木色、棕色，这样即使宝宝长大点儿也能接受。一些床上装饰也可以提前买，比如床铃。很多床铃的造型十分可爱，还可以自动旋转，有的还内置音乐。相信我，这些超萌的床铃一定会首先成为准爸爸和孕妈妈的玩具。这样，宝宝一出生，就能听到自己熟悉的床铃声呢。

④ 婴儿澡盆

婴儿澡盆也可以提前购买，一个漂亮的澡盆也许是让宝宝爱上洗澡的开始。最好买带浴床的，连体或分体式的都可以。因为当宝宝的肚脐残根自然脱落后，就可以躺在浴床上美美地泡澡了。而且这样给宝宝洗澡也轻松得多。

⑤ 尿布

可以买一叠可换洗的尿布，如纱布尿布；也可以买几袋一次性的纸尿裤，买小号的。对于新手爸妈来说，除了考虑环保、经济之类的问题，还要考虑是否易上手。推荐先使用一次性的纸尿裤，方便、快捷、易上手，能充分地享受最新科技带来的便利。

❻ 婴儿车

给宝宝选购婴儿车会像逛车展一样需要货比三家,多逛几家店,准爸爸和孕妈妈就成了婴儿车选购专家了。因为各家导购员都会把自家卖的婴儿车的优点向顾客梳理一遍,将它们汇集在一起,便是一本完整的婴儿车选购指南。诸如婴儿车的高度是否适合、推手的高度是否适合、轻便的城市型和偏重的越野型各自都有哪些优点、能不能放进后备厢、是否容易折叠、刹车是否好用、是否容易清洁等,在购买前都要了熟于胸。

二、给宝宝布置婴儿房

如果准爸爸和孕妈妈计划一开始就让宝宝单独睡一个房间,那这件开心事就可以提前做了。这可以充分调动起孕妈妈的丰富想象力,还能凭空创造出很多去逛商场的理由,因为婴儿房里的各种摆设都需要提前购买。可不要忘了买一样最重要的设备:宝宝监控器。至少在宝宝刚出生几个月里,有了它,爸爸妈妈才能睡得放心。一间漂亮的婴儿房有助于让宝宝更乖地睡在自己的房间里。

三、陪孕妈妈一起去产检

在孕中期陪孕妈妈一起去产检,一定比孕早期有趣多了。因为这时不仅能听到胎宝宝的心跳声,还能看到胎宝宝的B超影像。只是大多数医院不让家属陪同进入产检室或B超室(别着急,在分娩前,医生会让你听见胎宝宝的心跳声的),所以第一次听到胎宝宝的心跳声、第一次看见胎宝宝的B超影像的欣喜,就只能由孕妈妈告诉准爸爸了。准爸爸守候在产检室或B超室外,就能在第一时间和孕妈妈一起分享这份欣喜,而且准爸爸还能在产检报告单上看到胎宝宝的心跳数据、看到胎宝宝的B超影像。更重要的是,由准爸爸陪同孕妈妈去产检,这对孕妈妈和胎宝宝来说,就是准爸爸送出的最好的礼物。

四、和孕妈妈一起听产前培训课

产前培训课?对,准爸爸只要陪孕妈妈一起去产检,就一定能在医院张贴通知的地方看到产前培训班的上课时间表。通常是周一到周五的上午,主讲老师是医院的产科医生或护士,课程内容是母乳喂养和分娩。通过对这些知识的深入了解，准爸爸就更能理解孕妈妈正在经历的一切：那神奇的乳汁，那即将到来的分娩……这些知识不仅能帮助准爸爸成为孕妈妈身边的指导员、好帮手，而且在对孕妈妈的爱中更增添了无限的崇敬与赞美。

五、短期旅行

如果需要旅行，孕中期是比较合适的时期。随着逐渐适应，孕妈妈的身体也迎来了平稳。这段时间里，孕妈妈可以乐享一次愉快的旅行。只是要注意旅行中的安全问题。

❶ 海拔

研究发现，从低海拔地区搬到高原地区的女性要比一直居住在高海拔地区的女性更容易患妊娠期并发症。所以生活在低海拔地区的孕妈妈在孕期最好不要去高海拔地区旅行。一般说来，孕妈妈最好不要去海拔超过2500米的地方。

❷ 饮食

出门旅游涉及吃饭的安全问题。早餐也许是最好解决的，因为一般酒店都提供自助早餐，搭配丰富，餐饮卫生也令人较为放心，只是要注意避开可能会放入料酒的炒菜。中餐和晚餐要避开路边摊，而去正规的餐馆。准爸爸可以向服务员要求菜里不要加入料酒、香料等调味品，或者，直接点蒸煮的原味菜。一般情况下，为了孕妈妈的安全，厨师们都会按你的要求去做。记住，一定不要害怕添麻烦而不说出自己的特殊要求，防患于未然永远是成本最低的省事之道。

还有饮水的安全问题。选择喝瓶装水，最好是自己常喝的品牌。因为不同品牌的瓶装水的水质会有差异，喝得太混杂容易出现肠胃不适。最好去超市买齐一天的饮水量。因为景区小店里的商品不仅卖得贵，而且品质未必有保障，被置于太阳下长时间照射是常有的事。还有一点，一定不要喝任何地方的直饮水。

❸ 交通工具

如果是乘坐飞机，先向航空公司咨询清楚对孕妈妈搭乘飞机的限制。比如南方航空公司的规定是32周以前乘机不受限制，32~36周的孕妈妈需要出具医院72小时内开出的可安全乘机诊断书，而36周以后则不能乘机。

如果是乘坐高铁，由于时间相对较长，建议孕妈妈适当活动，或者做做按摩。把脚踏在前方座椅下的脚踏板上会让腿更舒服。一定不要跷腿，这会阻碍腿部的血液循环。注意多喝水，这不仅为身体补足水分，还能让腿脚多些活动机会。

如果是开私家车旅行，最好由准爸爸开车。孕妈妈必须系好安全带，除了系好肩带，肚子下边的安全带也需要系好，即系在肚子以下，紧贴着大腿根和髋骨。途中最好1~2个小时停车休息一次，下车走走，活动活动身体。

④ 防蚊虫叮咬和防晒

如果是夏秋出行，蚊虫叮咬和日晒的问题就显得突出了。因为爱美的孕妈妈不仅怕晒黑，还倍受蚊虫骚扰（孕妈妈因呼吸加快而排出更多的二氧化碳，且体温也偏高，这都会使孕妈妈成为蚊虫的首选攻击对象）。现在有很多驱蚊剂都不含酒精成分，驱蚊成分也相对安全，孕妈妈可以放心使用。当然，更绿色环保的防蚊虫叮咬与防晒方法是穿长袖长裤，再戴一顶遮阳帽，准爸爸在孕妈妈的身边随时充当"蚊虫保镖"，这便是最有效的组合了。

PART 3 孕晚期 待产前的乐与忧

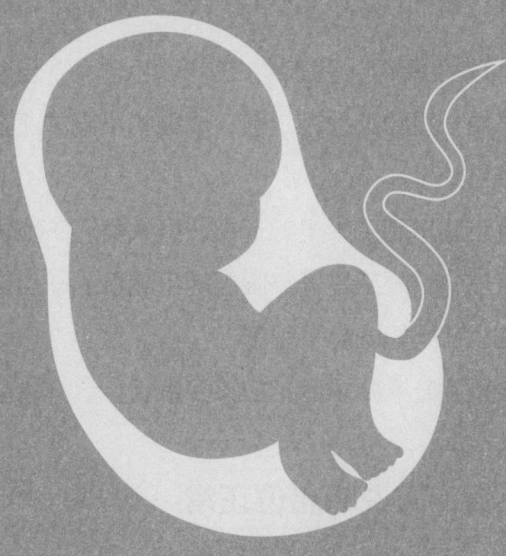

1 胎宝宝在妈妈的肚子里倒着,他会头晕吗

进入孕期的第七个月,南告诉我,她已经感觉到成成的头开始朝下转动了。
"啊?不是要到第34周,成成的头才朝下吗?"我惊疑道。
"现在是开始朝下转动,可能到第34周时,才是完全朝下的。"南解释说。

成成会头晕吗

"可是到那时,我家成成得多难受啊!"爸爸早知道成成在妈妈的肚子里会倒着的,便一直隐隐地担心着:成成的小脑袋正在迅速地成长,他也许已经能感觉到头晕目眩了。

我还联想到了人类的远祖。当人类还不能直立行走时,胎宝宝在妈妈肚子里的绝大部分时间都是舒舒服服地平躺着的,但自从人类学会了直立行走,胎宝宝就被倒立在妈妈的肚子里了。

于是我赶紧要求南,应该多躺着,这样才能尽量减轻成成的眩晕感。

"头朝下"说明胎位正常

南很是不解。

"倒着出来说明胎位正常,这叫'头位',是适合顺产的体位。有的胎宝宝快到临盆了却还是屁股朝下,或是单脚、双脚朝下的,就只能剖了。成成的头开始朝下转动了,这可是件大好事,他是在为游出妈妈的身体做准备呢!"

南说的我当然知道。胎宝宝的大脑发育得最快,所以随着大脑不断成长,

重量也在不断增加，头部的位置就由最先的正位逐渐向前倾斜，到33周左右时就基本朝下了，这叫"入盆"。到了34周左右，就整个头朝下、面朝后，胎宝宝这时就完全做好了出生前的准备。这时，如果胎位不正，比如臀位妊娠，可以在医生指导下做纠正胎位的体操。

有羊水，胎儿不会感到头晕

我突然想到，羊水是有浮力的，应该能够承担起成成的身体重量。就像我们潜水时，由于人体的密度和水的密度相近，所以浮力的作用让我们处于低重力环境下，即使头朝下也不会感到头晕目眩。成成倒立在羊水中就是处于这样的状态，因此不会感到天旋地转。而且，羊水的隔离作用还能保护头部即使是在完全倒立时，也不会紧贴着妈妈的子宫壁而受到妈妈的肚子和自身重力的挤压。

于是，我一颗悬着的心才落了地。

2 即将"卸货"，淡淡的分离忧伤

南突然忧伤起来。说她很矛盾，想早点看到成成，又舍不得成成离开妈妈的肚子。南说，这可是她和成成的第一次分离；而第二次分离，就是长大后有了自己的小家而离开咱们俩；第三次分离，便到了我俩老后与他的生离死别。

南的话让我大吃一惊——太忧伤了！

我很快意识到，南的忧伤，绝不是我所能体会并完全理解的。成成是从妈妈身上掉下来的肉，做妈妈的会是怎样的一种不舍之情，也只有南才能有刻骨铭心的体会。

南从怀孕伊始，经历了多少的苦楚。从第一次气喘吁吁，到现在偶尔不规则的宫缩疼痛，还有这期间的各种身体不适……现在，南的肚子已经大得看不见脚了，身体越发沉重。到了这周，成成的小房子已经上升到横膈处了，所以南吃下食物后更觉得胃不舒服。到了下周，南的骨盆也可能有疼痛感了……

然而，伴随着这些苦楚，还有一个个惊喜的瞬间和无数欢乐的时刻。成成的每一次心跳，每一个小动作，妈妈都能感受到。

所以当很多孕妈妈一边不舍，一边又想早点"卸货"时，就出现了由孕妈妈和胎宝宝联结在一起的幸福、快乐化身而来的离别的忧伤。

3 情绪胎教和形象意念胎教

我警醒起来，必须让南及时忘掉这忧伤，尽管它是幸福、快乐的化身。比起产后抑郁，孕期抑郁可能更危险。因为妈妈的负面情绪会加倍地传递给胎宝宝，对其健康成长造成影响。这也才有了情绪胎教。

情绪胎教

情绪胎教就是要孕妈妈用丰富多彩的精神生活来愉悦身心，使自己忘掉烦恼、忧虑，让胎宝宝在妈妈的"快乐激素"的包围下健康成长。孕妈妈的心理状态对胎宝宝的发育也有影响，所以胎宝宝不仅需要充足丰富的营养，还要孕妈妈传递给他丰富多彩的精神感受。这就要求孕妈妈每天都要想方设法愉悦自己的心情，比如做喜欢的运动，读喜欢的书，和准爸爸一起出去散散步，在家听听音乐、插插花，等等。除此之外，孕妈妈还可以尝试以下方法来给自己减压，随时营造情绪胎教的环境。

时时给自己一个微笑。当想到不开心的事情时，立即给自己一个微笑，这样，不开心就被微笑给赶跑了。

常做深呼吸。坐下来，轻靠着沙发，微闭上眼睛，放松，深呼吸，这就是最能让自己心情平静下来的好方法了。具体做法是：用鼻子慢慢地吸气，放松腹部，想象自己和宝宝一起吸着清新的空气，里面充满了氧分子；深吸气后，再微微开启嘴唇，从唇缝慢慢呼气，并想象所有的不安心情都随着呼出的气体而离开身体。

总之，孕妈妈要尽量消除种种焦虑、不安，让胎宝宝在和谐轻松的氛围中健康成长，这就是给胎宝宝最好的情绪胎教。

形象意念胎教

形象意念胎教就是要孕妈妈经常想象孩子的形象和欣赏美的事物。孕妈妈与胎宝宝在心理和生理上是相通的，所以孕妈妈的意念能转化成胎宝宝的身心感受。孕妈妈在想象孩子漂亮形象时的身心愉悦、在欣赏美好事物时的身心愉悦，能使自己的情绪达到最佳状态。

周末，准爸爸可以陪孕妈妈一起去画廊或是美术馆逛逛，看看那些美丽的画，以及雕塑和书法作品。孕中期的短期旅行也是非常好的形象意念胎教，因为大自然本身就是一幅最美丽的图画。

用情绪胎教和形象意念胎教战胜孕期抑郁

心理学家研究发现，宝宝在出生后，最多可以携带母亲孕期性格的37.5%，原因是胎宝宝在孕中后期，为了适应母体的心理环境，会主动调整自己大脑的发展方向。也就是说，如果孕妈妈是开心快乐的，宝宝将来的性格就更容易活泼开朗；反之，就容易闭塞抑郁。

在我的提醒下，南表示，自己再也不想那些忧伤的事了。

南说："成成从妈妈的肚子里出来，妈妈高兴都来不及，早就憧憬着看到成成，哪还有时间忧伤呢？"

4 写给成成的悄悄话（四）

你知道吗，成成，爸爸今天听妈妈说你的头开始朝下转动了，你在妈妈肚子里的睡姿就要从原来的坐立转为斜着、倒着了，爸爸立即担心起来。我家成成斜着、倒着，会不会不舒服啊？会不会挤压到小脑袋呀？万一挤着了可怎么办呀？

后来爸爸明白了，成成是不会被挤着的，你这是在做出发前的准备呢，你就要吹响号角，鸣笛起航离开妈妈的小港湾了！

上周医生阿姨给你做B超了，检查了你的生长情况，说你生长得非常好，爸爸妈妈特别开心！

爱你的爸爸

孕晚期，这些"意外"不用慌

一、脐带绕颈

到了孕中晚期，胎宝宝的小手小脚越来越灵活有力了，而那根触手可及的脐带自然成了胎宝宝最心仪的"跳绳"玩具。胎宝宝在玩耍中有可能让脐带缠绕住自己的脖子、胳膊、腿。一般缠绕住胳膊和腿很容易绕出来，但如果缠绕住颈部就不太容易再绕出来了。

事实上，脐带绕颈的情况十分常见。一般都是绕颈一周，且很松弛，不影响脐带供血。但绕了两三圈的胎宝宝也不少见。好在这时，胎宝宝在妈妈子宫里的活动范围已经很有限了，他不会让脐带绕得更紧的，因而脐带受压导致血液循环受阻的情况一般不会发生。所以即使是绕了两三圈，孕妈妈也不必过分焦虑，保持心情愉快才是最重要的。只是孕妈妈需要额外关注胎宝宝的胎动情况，异常活跃或是活动明显减少都要引起重视，都有可能是脐带血液循环受阻导致的，需要立即去医院检查，以防万一。

在分娩时，孕妈妈也不要因为害怕胎宝宝脐带绕颈而不敢顺产，应听从医生的专业判断。如果医生认为脐带没有受压的风险，则顺产是安全的，就不用担心。

二、胎位不正

在孕晚期，虽然胎宝宝的身高增长逐渐放缓了，但体重的增长并未减速，此时的胎宝宝处于"头重脚轻"阶段。于是，在重力作用下，胎宝宝的头就会带着身体自然向下翻转（南是在第31周时感觉到成成的小身体开始向下翻转的），到34～35周时，绝大多数胎宝宝就成了头朝下、脚朝上的姿势，而且不再翻转了。这时，如果胎宝宝是面朝孕妈妈的背部，头向胸口自然俯屈，这便是最理想的分娩胎位，即枕前位。在这一胎位下，胎宝宝的头能顺利通过妈妈的骨盆。

有的胎宝宝可能是面朝孕妈妈的腹部，称为枕后位；有的则像跳水运动员在空中做屈体动作，两腿向上伸到面前，屁股朝下，这是单臀位；如果有一条腿向下，或是两条腿都向下，呈半站立的姿势，称为不完全臀位，它们都不是理想的胎位。还有更不理想的胎位，即胎宝宝完全搞错了方向，要么横躺在子宫里，要么斜躺在子宫里，这便是横位和斜位。横位和斜位无法正常分娩，但枕后位、单臀位和不完全臀位还是可以正常分娩的，只是分娩的难度更大。

如果在孕晚期发现胎位不正，不是标准的枕前位，孕妈妈也不用太担心，因为大多数的胎位不正到最后都能转为正常的胎位。一般来说，枕后位在分娩时能自动转为枕前位，即使没有转为枕前位，也不用太纠结（可能会导致更多的背痛，因为胎宝宝拱着的背脊会对妈妈的脊柱造成压迫）。大多数臀位也能自己转为正常的胎位，或是在医生指导下尝试一些简单的动作（切不可自己擅自尝试，有可能发生危险），以帮助胎宝宝转为正常的胎位。比如膝胸卧式（双膝和胸部着地，屁股高高上翘）、趴着摇晃式（双手和双膝支撑身体趴着，肚子自然倾斜，并前后轻轻晃动肚子）、半倒立式（孕妈妈可以借助沙发、床来抬高自己的双腿，使肚子能以比膝胸卧式更大的角度倒立)等。事实证明,到最后分娩时,仍是臀位的发生率不到5%。这些动作对横位和斜位的胎宝宝也有帮助。

如果胎宝宝到最后还顽固地保持着不正的胎位,可以施行技术含量更高的外倒转术来纠正。外倒转术要在医院里实施(以防发生意外时,可以紧急实施剖宫产),必须先检查羊水是否足够,如果条件符合,便可以在硬膜外麻醉下实施。一般情况下,成功率在70%以上。

如果不符合实施外倒转术的条件,或是没有成功,孕妈妈也不用太担心,因为无论怎样,现代医学的进步都能保证孕妈妈安全地生下宝宝。

三、假宫缩

肌肉需要锻炼才能更强壮、更有力量。孕妈妈的子宫也是如此,也需要锻炼才能变得更有力量,为最后宫缩推出胎宝宝做好准备。子宫的这种锻炼多以假宫缩的形式进行。

事实上,子宫平滑肌很早就开始练习收缩与放松了,只是一般要在孕中期末才能感觉到。它一会儿有紧缩感、受压感,一会儿又消失了,特点是短暂、无规律,但可能会引起轻微或中度的疼痛,类似轻度或中度的痛经,这可能就是假宫缩,通常不会造成任何困扰。

可是,就像运动员在赛前会逐步加大运动量和运动强度一样,假宫缩也会逐渐增强。到了孕晚期,它的强度和频率会大大增加,造成更强的紧缩感、受压感,虽然仍没有规律性,但持续时间会更长,可能会更疼,以致让孕妈妈觉得这就是真宫缩。所以这一阶段的假宫缩,尤其是入盆后的假宫缩,会给孕妈妈造成困扰甚至是惊慌。

孕妈妈如果学会了分辨真假宫缩,就不会草木皆兵了。

假宫缩	真宫缩
就像一支交响乐队在随意练习,时而声高,时而声低,时而又声气全无——这只是子宫的练习,没有规律性	正式演出开始了,曲目是拉威尔的《波莱罗舞曲》——随着时间的推移,宫缩的频率、强度和持续时间都会逐渐增加
乐队指挥一声招呼,练习就会立即停下——孕妈妈活动活动身体、变换一下姿势,或是洗个热水澡,假宫缩就会消失	一旦演出开始,就不会停下来,直到曲目演出完毕——真宫缩一旦开始,就是要把胎宝宝推出子宫,否则,它不会停下来

续表

假宫缩	真宫缩
不会越来越疼，甚至不像是疼痛，而更像是子宫上有一根或几根绳子在收紧、挤压子宫	随着宫缩强度的增加，会越来越疼，一种被拉扯的痉挛疼痛
没有其他临产征兆（初产妇一般从胎宝宝入盆到临产还有1～2周的时间，这期间可能会有更强的假宫缩）	真宫缩一般发生在其他的临产征兆之后，比如"入盆"（胎宝宝有明显的下降感）、"见红"（宫颈开始打开，原本封住宫颈口的黏液栓塞流出），但"破水"一般发生在真宫缩之后

孕妈妈只要记住它们之间的区别，就不会被假宫缩闹得心神不宁了。

孕妈妈可以搜一下拉威尔的《波莱罗舞曲》，相信你会对真宫缩的特点有更准确生动的理解。

5 胎动欢乐多

第33周。南说，成成在妈妈的肚子里兴奋了一个上午，不仅有小动作，还有大动作——肚子被撑起包来！南说，这可是成成起床的信号。

敲锣打鼓

很快，成成就表演了一回敲锣打鼓！

原来，成成的小脚丫又在妈妈的肚脐上方撑起来了一个大包。我一边拍摄，一边用手轻轻一按，发现成成的力度越来越大。在成成刚刚开始撑起包来时，轻轻一按，他就毫不相让，现在更用力地与爸爸的手指尖对抗了。

南又对成成道："成成，你就伸个懒腰给爸爸看……"

可成成就是不给爸爸面子。刚刚撑起来的大包很快被大圆球淹没了。南一边摸着成成的大房顶，一边欣喜道："他到这边来了……他在里头轻轻地拱呢……"

可摄像机的镜头里分明一片风平浪静！成成又"猛敲"了好几下妈妈的肚子。几乎是敲在了同一个地方，像是把妈妈的肚皮当作了一面大锣鼓似的——没准儿，成成在里面还真能听见这锣鼓响呢。

先是"咚——"在妈妈的肚子上敲起一个包来，又迅速落下，再"咚——咚——咚——"紧接着又猛敲了几下，简直在"敲锣打鼓"。

盛大的六一儿童节运动会

今天，6月1日，儿童节。

上午，南说，成成今天比妈妈醒得还早，他伸完懒腰后就一直在妈妈的肚子里弄潮。南一边说，一边指着肚脐上方紧挨横膈处。我一看，就知道这一定是成成的小脚丫。

突然，"砰——"成成又开始敲锣打鼓了，在妈妈肚脐的左上方敲起一个包来。不一会儿，成成已经把妈妈的大肚子撑得完全变了形。成成横斜着将妈妈的肚子右边撑得又高又大，随后变成了右高、左低的"大歪梨"。

我想，这一定是成成向右边横斜了身体，用他的小屁股和小脚丫一起将妈妈的肚皮改造成了这个大歪梨。

南说，成成今天一早起来就表现出与往常不一样的活力。

第34周，成成的体重已经大约有2.3千克了，头完全朝下，已经进入骨盆了，只是他的头骨还很柔软，每块头骨之间有空隙，这是为了在出生时能顺利通过妈妈的产道。第35周，听力已充分发育，如果这时不小心从妈妈的肚子里闯出来，也能适应外面的世界。6月1日，成成已经第35周了，这个越长越胖的宝宝已经有了足够的力气把妈妈的大肚子改造成一个大歪梨，还能再搭建起一座鸟巢，还能用小屁股漫步。成成真是太棒了！

"6月1日！"

精彩当然还在继续！

准爸爸的知心话

准爸爸也会得"产后抑郁"吗

孕妈妈肚子上那些变幻莫测的胎动痕迹表明:小运动健将已经在起跑线上等不及要出发了。此时准爸爸在想什么呢?也许,他在担心自己的地位就要被这个即将到来的小生命给取代了。

据说,如果情况严重,会导致准爸爸得"产后抑郁"。

也许情况不会那么严重,只是一瞬间的"醋意"。比如,二人世界里那些浪漫的事渐渐变成了胎宝宝长胎宝宝短了,胎宝宝把孕妈妈之前对准爸爸的爱抢走了一大半。

在胎宝宝出生后,一定会收到这样的贺词:"恭喜,升级了!"这句贺词还道出了另一个秘密:搭上孩子的顺风车,爸爸的分量更重、地位更高了!试想想,当宝妈看见孩子骑在爸爸的肩上时,在她的眼里,孩子的重量就加在了爸爸的身上。在宝妈心中,宝爸的分量就更重,地位也更高了。

而且,当宝宝出生后,宝爸看问题、思考问题的角度会更深入、更开阔,看到的风景也和以前不一样了。这时,才会发现有了宝宝后的生活才是真正的丰富多彩!

6 "坦腹晒宝",孕妈妈的光照训练

光照训练

成成在31周时,眼睛就时开时闭,不仅能辨别明暗,还能跟踪光源。这时,就可以进行光照训练了。

光照训练要求孕妈妈每天选择固定的时间，用手电筒照射胎宝宝的头部位置，每次不超过5分钟。这样，当胎宝宝看到光线后，他会做出转头、眨眼等动作，这对胎宝宝不仅是一种有益的刺激，还能**训练胎宝宝的视觉功能，帮助其形成昼夜规律**。

南却说，昼夜规律是自然形成的，妈妈的昼夜规律就是胎宝宝的昼夜规律。白天里的环境光线对胎宝宝来说就相当于手电筒的光，晚上关灯睡觉后，外面漆黑一片，胎宝宝即使是在妈妈的肚子里，他的小眼睛也应该能感觉到白天和黑夜的明暗对比，逐渐形成自己的睡眠周期。

可我想，也许只白天里的自然光线还不够，因为有衣服的隔挡，强度上肯定不如手电筒的光。

南又说，白天把成成的大圆球曝露曝露。如果还嫌自然光线不够，那就去阳台晒晒太阳，这可比手电筒的光不知要好多少倍呢，又自然又环保，而且成成和妈妈都能晒晒太阳，真是一举多得。

嘿！南的主意还真不错。于是就有了后来的每天"坦腹晒宝"5分钟。

"坦腹晒宝"

成成对太阳光照在妈妈的肚子上还真是敏感，他表现得非常活泼，好像真在妈妈肚子里转头、眨眼、踢腿。

这说明他很喜欢妈妈的"坦腹晒宝"。

于是，妈妈这新开创的"坦腹晒宝"光照训练就正式确立下来了：在有太阳的日子里，每天"坦腹晒宝"5分钟。

7 孕妈妈的全脑思维训练新观点

什么是全脑思维

全脑思维似乎是基于两个理论提出来的一种思维方式的概念。

一个是美国神经心理学家斯佩里博士的"左右脑分工理论"。他发现，人的左脑和右脑各有优势。左脑擅长语言和计算，具有较强的逻辑思维能力，偏理性；而右脑擅长对整体直观的感知，它对空间的识别，对艺术和情绪的感知力要优于左脑，偏感性。左右脑通过它们之间的胼胝体交换信息、分工协作，相辅相成地完成人类高级思维活动。斯佩里博士因此获得了1981年的诺贝尔生理学及医学奖。在他之前，人们一直忽略右脑的重要作用和存在价值，认为它是劣势脑。

另一个是美国著名心理学家吉尔福特的智力理论。他用普通生产劳动来类比人类的高级智力活动，认为智力活动就是在头脑里对各种材料（内容）进行加工（操作），然后生产出成品（产物）的过程，从而提出了分析人类智力结构的三个维度，即操作、内容和产物。其中操作包括认知、记忆、发散思维、聚合思维、评价5个因素；内容包括图形、符号、语义、行为4个因素；产物包括单元、类别、关系、系统、转换、蕴含6个因素。这样，人的智力便是由这三个维度的因素排列组合在一起，构成的120（4×6×5=120）种基本能力。这就是"智力三维结构"模型。之后，他又对三个维度里的一些因素做了扩展与充实，使智力的基本能力达到180种之多。他认为处于第二维的发散性思维，是智力创造性的核心，还从流畅性、变通性、独创性、精致性四个维度分析发散性思维，研究出了一套测量这四个维度的具体方法，以便能将这一新理论应用于教育实践，开发和培养人的发散性思维，提高人类智力的创造力。

这样，全脑思维的概念就应运而生了。

斯佩里的研究证实了右脑也具有巨大的优势能力，吉尔福特的研究认为人类的发散性思维是智力创造性的核心。那么，用发散性思维把右脑潜能开发利用起来，不仅将大大提高大脑的工作效率，更能大大提升智力的创造性。**这种用发散性思维同时将右脑和左脑调动起来的思维方式就是全脑思维。**

全脑思维训练

孕妈妈怎样做全脑思维训练的胎教呢？

孕妈妈听着自己喜爱的音乐，心情愉悦地一边用手抚摸胎宝宝，一边在脑海里想象一幅图画，并向胎宝宝讲述自己的想象过程。在脑海里完成画作后，再将画作想要表达的内容讲给胎宝宝听，并相信胎宝宝也和自己一样看见了想象中的图画。

这一胎教过程，便是用发散性思维同时调动右脑的形象思维和左脑的逻辑与语言表达。孕妈妈和胎宝宝是心连心的呢，所以孕妈妈的这一全脑思维过程便也培养了胎宝宝的全脑思维。

"知识自己会发酵"

"锻炼思维能力的正确方法是学习知识去填充它……"关于思维训练，南有自己的观点，"知识在脑子里自己会发酵！"

南认为，知识一旦学习入脑，那些存储知识的脑细胞自己就会相互连接、成长，然后把这些知识变成智慧源泉。这一过程就如酿酒一样，脑袋是一个发酵池，我们所学的知识就是酿酒的粮食，脑细胞是发酵池里的微生物，而我们对知识的热情，如好奇心、求知欲、兴趣、使命感等，则是发酵的温度。最后酿成的美酒就是我们智慧的源泉，就是我们的创造力。

只有发酵池里的环境条件适宜微生物生长时，发酵的效果才好。因此，我们也要给大脑细胞提供良好的环境条件，即良好的营养供给、合理的作息时间、科学的身体锻炼等。

我又问南：那全脑思维是一个伪命题吗？

当然是。南最后总结道：如果左右脑的分工合作是全脑思维的宏观本质，那脑细胞的相互连接、成长，让知识在大脑里发酵，则是全脑思维的微观本质，它们就是大脑与生俱来的全脑思维方式呢。而我们锻炼这种思维方式的唯一方法就是充满热情地学习更多的知识，并让大脑细胞保持在最佳的活力状态。至于全脑思维训练，可能只是一种心理安慰。

你在想什么？担心生下不健康的宝宝吗

准爸爸和孕妈妈的所有付出都是为了拥有一个健康聪明的宝宝。虽然每次产检结果都显示一切正常，可是准爸爸和孕妈妈还是免不了担心生下不健康的宝宝。而这种担心随着胎宝宝出生的临近变得越加严重了。

有的准爸爸和孕妈妈认为自己年纪大了，错过了最佳的生育年龄，因而担心会生下患有唐氏综合征的宝宝；有的因为意外怀孕，不仅准爸爸没有提前戒烟戒酒，而且准妈妈也没有提前做好营养储备……有的准爸爸和孕妈妈更担心，如果生下了不健康的宝宝，那接下来该怎么办？为了照料这个不健康的宝宝，全家人的生活都将蒙上沉重的阴影。

其实，所有准爸爸和孕妈妈都或多或少地担心自己的身体条件不够好、担心自己在孕期做得不够好，但最后，绝大多数孕妈妈都生下了健康聪明的宝宝。也就是说，只要准爸爸和孕妈妈认真对待了，结果通常都是非常顺利的。数据显示，生下不健康的宝宝的概率要远远小于遭遇交通事故的概率。

8 要不要保存脐带血

几个月前,我和南听了一次"脐带血干细胞知识解答"的专题讲座,了解脐带血的作用和保存脐带血的重要性。同听一堂讲座,我和南对"要不要给成成保存脐带血"的认知却千差万别。南认为必须要保存脐带血,认为它相当于给成成多买了一份生命的保险,只需花一万多元钱,这多合算哪;我却十分怀疑脐带血并不像宣讲的那么有用,它的保存价值可能被商家故意夸大了。

争论一番也没得出结果。

我想,既然争论不出结论,那就别再争论了,就采用效率最高的决策方式——搜集尽可能准确而全面的参考信息,用事实说话吧。

要给宝宝储存脐带血吗

脐带血是胎宝宝出生后残留在胎盘和脐带中的血液,其中含有大量的造血干细胞。干细胞是生命的种子,人体组织的各种细胞就是由不同类型的干细胞增殖分化而成的。造血干细胞属于干细胞的一种,它能增殖并分化出构成造血系统的所有血细胞。

20世纪80年代,美国科学家发现脐带血中的造血干细胞可用于干细胞移植,并成功地治疗了一起血液系统疾病。从此,残留在胎盘和脐带中的脐带血便一跃成为人类重要的生物资源。到目前为止,通过脐带血中的造血干细胞移植已可治疗80多种疾病,并有望在未来治愈更多的血液系统、免疫系统的遗传代谢性及先天性疾病。因此,脐带血的保存者有可能成为未来科技进步的受益者。

目前的脐带血储存技术是将它保存在–196℃的液氮罐中,储存年限为

20年。一旦需要时即可复苏使用，干细胞仍然保有足够的活性。

所以，如果在脐带血库里保存了胎宝宝自己的脐带血，则以后万一宝宝需要使用它时，只需从脐带血库里取出来就可以了，免去了配型烦恼。

反对储存脐带血的理由

人类患上需要通过移植脐带血中的造血干细胞才能治愈的血液系统、免疫系统类疾病的概率很小，还不到十万分之一。所以，除非有家庭成员曾经患过此类疾病，否则，完全没有必要为这么低的概率而储存脐带血。而且，移植脐带血中的造血干细胞的治疗方式在目前仍是临床上的一种辅助治疗手段，相对于其他治疗方法，它的优势并不明显。对于该治疗方式在未来的各种美好前景，则完全是对医学进步的种种假设，为这些假设买单，是不值当的。

目前，我国脐带血的储存实行的是公共库和自体库并行运营的模式，即国家财政不为公共脐带血库的运行提供财政拨款，所以现在全国各地的脐带血库都是用自体库的收入来支付公共库的支出。这就可能导致脐带血库的运营机构向人们过度夸大脐带血储存的必要性，以实现自体库的正常运转和盈利需求。

折中的声音

相对于两种针锋相对的观点，还有一种温和的折中方案：将宝宝的脐带血捐献给公共脐带血库。

自己储存脐带血不仅费用高，而且使用率极低，自己的脐带血还不能用于治疗自己的先天性血液系统和免疫系统疾病。此外，自己储存的脐带血的血量也不能保证百分之百地满足移植所需，所以最后还得求助于公共脐带血库。

如果一开始就选择将宝宝的脐带血捐献给公共脐带血库，不仅储存脐带血是完全免费的，而且捐出的脐带血还将得到全面检查，有什么疾病隐患能提前知晓。而当宝宝以后万一需要进行脐带血移植时，也能得到脐带血库的优先配型权。

9 两个待产包

入院后需要用到的各种用品：护理垫、哺乳文胸、吸奶器……我们一样都还没有准备好呢！南竟丝毫也不着急。

原来，她早向医生问清楚了，知道这些都不需要我们提前购买，医院会提供待产包，里面备有各种必需用品。如果自己提前买，护士还不一定能用得顺手呢。

我却觉得，医院提供的待产包里只可能是产妇和宝宝出生后马上要用的，不可能提供那么全面，有的还需自己准备。

医院待产包清单

妈妈 ➤ 多功能护理垫、卫生巾、便盆、喂奶衫、成人纸尿裤

婴儿纸尿裤、婴儿湿巾、婴儿睡袋、婴儿棉被、婴儿褥子、婴儿上衣（长袍式）、洗澡膜（洗澡时套澡盆上）、儿童浴巾 ➤ **宝宝**

自备待产包清单

妈妈
- 个人用品：睡衣、拖鞋、卫生纸
- 零食：巧克力、水果等
- 洗漱用品：水杯、毛巾、梳子、牙刷、牙膏、肥皂
- 放松用品：耳机或便携式蓝牙音响、按摩球
- 喂奶用品：吸奶器、乳头箱等

宝宝
- 奶瓶、奶粉、婴儿指甲钳、小盆等

爸爸
- 手机、各种证件（准生证、身份证、医保卡、病历卡）、历次产检报告单、银行卡、现金

我大松一口气，这可是我能想到的最后一项准备工作了。

接下来，就等着成成在妈妈的小港湾里吹响他的出发号角了。

10 写给成成的悄悄话（五）

成成，爸爸今天自己把自己吓唬了一场！

今天，爸爸陪着妈妈一起去医院产检，看着一个个孕妇阿姨们大腹便便的身影，情不自禁地傻想："要是我家成成不按部就班，不等妈妈住进产房就突然从

妈妈的小港湾里划出来了可怎么办？"越想越害怕。

你说，爸爸是不是有些太脆弱了？爸爸希望你能从容不迫地从妈妈的小港湾里一口气划出来。爸爸期待我家成成的成功！

还有一件事要告诉你。今天，爸爸妈妈决定了，下周就去登记保存你的脐带血，这样在你出生的时候，留在脐带和胎盘里的血液将被很好地保存起来。

你一定会问爸爸："保存它有什么用呢？"

爸爸决定先不告诉你，等你勇敢地从妈妈的小港湾里划出来，爸爸再告诉你，好不好？

爱你的爸爸

准爸爸小课堂

该去医院了吗？临产征兆有哪些

准爸妈总会担心临产前来不及去医院怎么办，其实真正来不及去医院生产的孕妈妈很少。在长达9个多月的孕期里，孕妈妈对自己的身体变化已经有了很深的了解，她们的直觉会告诉她们，临产何时发动。临产前的征兆，相信孕妈妈们早就耳熟能详了。

一、入盆

胎头下降进入孕妈妈的骨盆称为入盆。医学上一般用"衔接"这个词。衔接是指胎宝宝的头顶下降到妈妈骨盆中部的坐骨棘水平，也就是说，这时胎宝宝的额头和后脑勺都已经在妈妈的骨盆里了。一般对于初产妇来说，胎宝宝会在临产前1~2周时入盆，对于经产妇来说，胎宝宝在临产时才会入盆。所以，入盆并不意味着孩子马上就要生了。但它是临产前的重要征兆，也是胎宝宝出生的第一步。

孕妈妈的感觉是：上腹的"堵塞"缓解了，呼吸顺畅多了，也敢多吃点儿了。但下腹的挤压更严重，可能压迫到膀胱而引起尿频。

如果孕妈妈感受到了胎宝宝入盆的下降感以及随之而来的影响，就该留心观察下面的几个临产征兆。

二、见红

作为进入子宫的唯一通道，宫颈管内的腺细胞一直都会分泌黏液来防止细菌侵入，而这一防御功能在胎宝宝入住子宫后达到顶峰，此时，腺细胞会分泌更多的黏液形成黏液栓。而在临产前的1~2天内，宫颈内口处的胎膜会与子宫壁分离而少量出血，这些血液将混着黏液栓一起被排出体外，称之为见红。

见红是可靠度较高的临产征兆。尽管有的孕妈妈在见红后又坚持了好几天，但更多的情况是，1~2天内就将临产了。

有的孕妈妈能明显感觉到有黏稠的液体排出来，而有的孕妈妈则什么感觉也没有。到了孕晚期，随着阴道分泌物的增加，孕妈妈都会垫上卫生护垫，所以只要留心观察，见红都能被发现。

如果流血较多，和月经时的流血相似，则要立即去医院，有可能是前置胎盘或胎盘早剥引起的。

三、破水

破水是指胎膜破裂，羊水从阴道中流出。一般情况下，破水发生在分娩开始之后，当宫颈口接近全开时，宫缩的压力使胎膜自然破裂，羊水流出。但有少数孕妈妈会在分娩之前破水。破水后，就意味着分娩要开始了。

破水了也不必惊慌，因为一般情况下，这离真正的宫缩开始还有好几个小时，所以孕妈妈和准爸爸只需要沉着冷静，可以先联系医生，也可以直接去医院，记得带上自己的待产包。同时，孕妈妈也不必担心羊水会流干，只要尽量平躺着就好，也可以用枕头将臀部垫高一些。此时，胎宝宝的头已经入盆，虽然还不能像木塞一样在妈妈的坐骨棘处将羊水完全阻挡不让其外流，却能限制羊水的流失速度。如果破水前的最后一次产检显示胎宝宝胎位不正，则须呼叫"120"，救护人员会用担架将孕妈妈抬到车上，以防发生脐带脱垂。

有的破水可能发生在孕妈妈睡着时，醒来才发现裤子被打湿了一片，但又不像是尿裤了，没有尿味，也没有明显的异味。如果清醒时破水，会感觉阴道内有热乎乎的液体流出，可能是连续流出，也可能稍有间歇，流出的液体呈清亮的淡黄色。即使做憋尿动作，也无法阻止液体的流出。

破水后，孕妈妈要注意外阴的清洁，以防发生感染。如果发现羊水不再清亮而变混浊，则第一时间告诉医生，因为有可能是胎粪污染了羊水。此时，孕妈妈在去医院前不要吃任何东西了，要为剖宫产手术做准备。

四、有规律的宫缩

如果孕妈妈不是在分娩前破水，那有规律的宫缩就是临产的大征兆。在前面，孕妈妈已经学会了辨别假宫缩和真宫缩，现在，当真宫缩登场时，孕妈妈的脑子里会不会响起《波莱罗舞曲》的节奏呢？那就记录下这支舞曲的节奏：刚开始时，宫缩强度不大，间隔20～30分钟就会宫缩一次；之后，宫缩强度逐渐增加，间隔时间也逐渐缩短至10～20分钟宫缩一次；而当间隔时间缩短至5～6分钟就宫缩一次，每次宫缩持续30秒以上时，这就是临床上判断临产的重要标志了。这时，孕妈妈就应该已经在医院了。所以，当确定是真宫缩时，就可以准备去医院了，一定不要等到5～6分钟的宫缩间隔才赶去医院。

真宫缩一开始，孕妈妈便能感觉到肚子比以前假宫缩时要硬得多（有的孕妈妈可能没有肚子发硬的感觉。南就一直没感觉到肚子发硬），而且在几次规律宫缩后，下腹的收紧感、压迫感就会渐渐变为拉扯样痉挛性疼痛，背部、腿部也会牵扯着疼，并且疼痛会一次比一次厉害，变换身体姿势也无济于事，走路会加重疼痛。"感觉有力量在使劲往下拉扯下腹，在宫缩得最厉害时，觉得下腹就要被拉扯断了"——这是南对真宫缩的描述。这时，孕妈妈唯一能做的就是坚持，等待这次宫缩过去。

记住：能在分娩前赶到医院才是孕妈妈和准爸爸唯一需要考虑的事。如果对真宫缩和假宫缩实在拿不准，宁可多去几次医院，也不要"临时抱佛脚"。

11 谁在"放屁"

谁在放屁

我催促南该睡觉了,南却惊喜道:"成成在放屁!"

"啊,成成会放屁了?你能感觉到成成在放屁了?"

我简直不敢相信自己的耳朵,觉得太不可思议了。

从第16周开始,成成的胃肠功能就已基本建立,能吞咽羊水了;到了第38周,成成身上的细细绒毛和大部分胎脂都已脱落,它们和其他分泌物一起,都随羊水被成成吞咽下肚,所以这会成成的小肚子鼓鼓的,当然能放屁了。

成成大剌剌放完屁,还把小屁股撅起来。而南则期待着成成再来一场"精彩的演出"……

真能放屁吗

人体会放屁,是因为我们在吃饭时吞咽了空气,或是膳食纤维等在大肠内被细菌消化而产出了一些气体,它们多是氢气和甲烷。这些气体经由肛门排出,就是屁。可成成在妈妈的子宫里,他只是吞咽羊水,通过羊水摄取水分、营养等,以锻炼吞咽和消化功能,却没有空气让他吞咽,同时,他的肠道内也相对无菌,也无法分解产生气体,所以,成成现在是绝不会放屁的。

原来是打嗝

那刚刚成成的大响动，就一定是打了一个大响嗝。

胎宝宝在16周就已经开始打嗝了。因为在14周时，他们就开始练习吸吮和吞咽了，而有了吸吮和吞咽，自然就会打嗝了，就像我们大人吃饱了也会打嗝一样。而妈妈的饮食会改变羊水的味道，也就是说，妈妈吃下肚的食物，它们的味道也能顺利地进入羊水，被胎宝宝的味蕾感知。这时，胎宝宝已经拥有了丰富的味蕾，所以，当妈妈吃下刺激性食物后，就可能刺激胎宝宝，使胎宝宝打嗝。另外，从16周起，胎宝宝就开始锻炼呼吸功能——用肺芽"呼吸羊水"，这也会导致其轻微打嗝。

也许成成的打嗝一直没有被妈妈发现，可能妈妈把它们误认为是胎动了。显然，成成刚刚打的嗝，一定是个响亮的大嗝，这才被妈妈第一次发现，却被误认着是放屁。

原来谁都没有放屁，而是成成打了一个大响嗝！

准爸爸
小课堂

孕妈妈该学会哪些放松技巧

一想到胎宝宝的脑袋有小西瓜那么大，而孕妈妈的宫颈口原本只有五六颗西瓜子叠起来那么大，就不得不让人紧张——分娩时得多疼呀！如果孕妈妈学会了以下放松技巧，就能在分娩中放松身心，让自己获得一次有痛但并不痛苦的分娩经历。

一、为什么会疼

分娩中的疼痛来源有两个：一个是在宫缩和宫颈口扩张时，由子宫肌收缩引起的；一个是在娩出胎宝宝时，胎宝宝的头和身体对盆底肌、阴道和会阴的压迫所导致的。子宫肌的反复、大强度收缩和宫颈口的极度拉伸，会让肌肉组织缺血缺氧，让肌肉组织内部发生一系列反应，从而产生疼痛。在娩出胎宝宝时，胎宝宝的头和身体会挤压盆底肌、阴道和会阴，那里遍布着压力和疼痛感受器，也会产生疼痛。但后者比起前者来，疼痛感要弱得多。

二、放松的好处

分娩中，当孕妈妈全身放松时，身体的所有肌肉都在默默地支持着子宫肌的运动，肌肉收缩保持步调一致，为它节约能量、节约氧气。当子宫肌收缩上提，胎宝宝的头凸出宫颈口向下挤压骨盆肌时，骨盆肌是松弛着接纳胎宝宝的头，而不是紧绷起来将胎宝宝的头推回去。这不仅大大缩短了产程，也缓解了疼痛。因为紧张的肌肉更容易感到疼痛，也更容易疲劳，疲劳又会加重痛感。所以身体放松是缓解疼痛的有效手段。

另外，放松能让孕妈妈身体里的天然止痛剂内啡肽更多地释放、更好地发挥作用，以减轻分娩不适。而紧张会在一定程度上阻断内啡肽的释放。如果身体紧张，会提高应激激素的水平，过量的应激激素会抵消内啡肽的作用。

三、应该掌握的放松技巧

❶ 忘掉恐惧，相信分娩只是一次最自然的身体活动

要记住：恐惧和紧张是一对孪生兄弟，恐惧会让肌肉更容易紧张，当需要放松的肌肉变得紧张时，如宫颈口的肌肉持续紧张、产道肌肉持续紧张等，就意味着更长的分娩时间和更多的疼痛。而且恐惧还会导致应激激素水平增加，抵消内啡肽的作用。

你可以这样做：

a. 列一个恐惧清单。你的恐惧清单上可能会有：传说中的十级疼痛、羊水栓塞、剖宫产……当你列出恐惧清单后才发现，这些让自己恐惧的事根本就不在自己的掌控之中，或者，它们并不是你需要掌控的事，你能做的就是放松身心，顺其自然。

b. 把那些只会讲"恐怖故事"的消极分子暂时踢出朋友圈。有些人天生消极，并将自己的消极传染给别人。这些人请暂时屏蔽掉。

c. 让恐惧在喊声里释放。喊出声来不仅有利于释放潜在的恐惧情绪，也有利于子宫肌蓄积力量。听从身体的直觉才是放松的关键。

d. 让准爸爸成为产房里的"拉拉队员"。陪在产房里的人也一定要积极乐观。在疼痛面前，孕妈妈的意志可能会变得十分脆弱，这时，一句消极的话就有可能击垮孕妈妈的意志。所以让准爸爸成为产房里那位最能加油鼓劲的"拉拉队员"是一个非常好的主意。

❷ 在分娩时听最能让自己放松的音乐

不要将那些会把自己激动得流泪的音乐带进产房，一定要选择能让自己平静放松的音乐。但也有可能，在宫缩疼痛得厉害时，所有的音乐，甚至所有的声音在孕妈妈的耳朵里听来都是噪声，因为这时最能让孕妈妈放松的就是安静，而不是任何音乐的萦绕。但也需要有备无患地带上它，在宫缩还不厉害时，让它帮自己放松；如果感觉到它变成噪音了，就果断地关掉。

❸ 自我催眠

在孕晚期就开始练习自我催眠，比如凌晨被淘气的胎宝宝拳打脚踢地吵醒时，正是练习自我催眠的好时机。经典的方法是：想象自己置身于一个舒适的地方，比如一片鸟语花香的大草坪、一片浪语呢喃的白沙滩等，那里有一个舒适无比的大摇篮。你躺在摇篮里，而宝宝就在妈妈的怀里玩耍。在和风的吹拂下，你只想美美地睡一觉。你的呼吸渐渐慢下来，你正在沉沉地睡去……

在分娩时的自我催眠中，你可以把自己和宝宝想象成一次擂台挑战赛的主角，而每一次宫缩就是一个前来挑战的对手。你一丝不苟地深呼吸，沉着应战，坚信你和宝宝一定能打败它们。

❹ 享受准爸爸的按摩

准爸爸是孕妈妈的最佳按摩师。但在分娩时给孕妈妈按摩，也许以前的经验并不总能奏效。因为孕妈妈在分娩时的身体感受可能和之前完全不一样，以前觉得舒适放松的按摩部位或是按摩手法，现在却毫不管用。甚至，孕妈妈可能根本就不让准爸爸触碰她的身体，因为她觉得身体哪儿都是一碰就疼。这时，准爸爸也不用灰心，陪伴在孕妈妈身边就是最能让孕妈妈安心放松的事。

可以先尝试让准爸爸按摩疼痛部位，也可以让准爸爸按摩那些不疼却能让全身放松的部位，然后再按摩疼痛部位，这样做，孕妈妈的接受度可能更好。

⑤ **放松呼吸**

放松呼吸是指让身体以最自然的方式呼吸。平时养成尽量用鼻子吸气的习惯，并有意识地常做深呼吸。因为深呼吸能让肺泡里的空气新鲜度大大增加，从而提高对身体的供氧量，这不仅能放松身心，还能增大肺活量、增强心肺功能。

你可以这样做：在宫缩开始时，自然地用鼻子慢慢地进行深呼吸，感觉身体完全放松；而在宫缩得厉害时，身体会不自主地屏住呼吸，或是深呼气之后进行一次深吸气……这是身体本能地选择最利于肌肉放松的呼吸方式。到第二产程时，当助产护士要你屏气用力，一定配合指令呼吸。

⑥ **及时给身体"充电"**

肌肉的收缩需要能量。如果医生没有禁止，则在分娩过程中可以不断地给身体补充能量。只有当身体能量满满，才更有利于放松身心。

你可以这样做：宫缩开始后，一般孕妈妈就没有胃口吃东西了，这时，可以利用宫缩间歇为身体补充能量。可以吃一块巧克力，小口小口地喝一点水或果汁。但应避免含激素、咖啡因的功能型饮料，以免影响分娩进程。

四、做一个放松的孕妈妈

一个放松的孕妈妈是忘掉恐惧，相信分娩只是身体进行的一次最自然的活动的孕妈妈。

一个放松的孕妈妈是能随时给自己加油鼓劲，让自己伴着平静的音乐轻松度过宫缩的孕妈妈。

一个放松的孕妈妈是在分娩中放松呼吸的孕妈妈。

一个放松的孕妈妈是能量满满的孕妈妈。

你也可以成为一个放松的孕妈妈！

PART 4 分娩和初生
激动人心的一刻

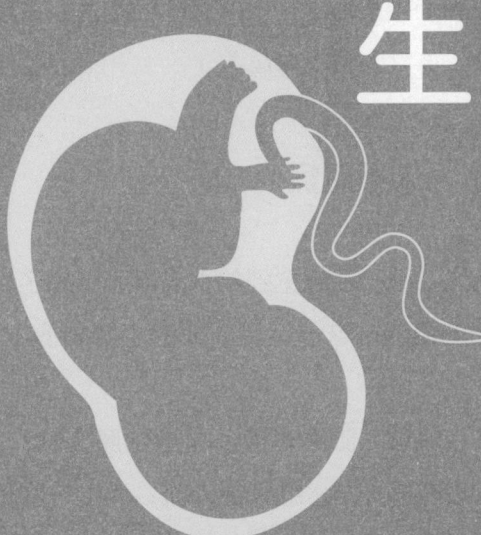

1 羊水早破不用慌

早上5：00，天已大亮了，我迷迷糊糊地知道南去了趟卫生间回来，然后就被她叫醒了。

南说，她感觉到一股热乎乎的水从阴道流出来了，还以为是尿尿了，便赶紧起床去卫生间。结果，再尿却没有一点儿尿意了。她觉得异常，才叫醒了我。

我一惊，赶紧起床，捏着南的裤子闻了闻，发现没有明显的异味，也没有尿味，而南的浅色睡裤上也没有任何颜色，手摸着却有点发黏。初步判断，可能是破水了，便赶紧要南平躺下。

羊水早破不用慌

南说，她已经感觉到羊水没再流出来了，卫生护垫上也完全没发现羊水继续流出的痕迹，这一定是成成的小脑袋像木塞一样从妈妈的坐骨棘处将羊水阻截了。

羊水早破（胎膜早破）是指胎膜在临产前发生自发性破裂。 如果羊水早破了，却没有感觉羊水继续往外流，而上一次孕检又显示胎宝宝胎位正常，就不用过于惊慌。

今天恰逢去医院产检的日子。南在早餐前还简单擦洗了一下，知道生宝宝要住几天院，在医院又不方便洗澡。

到了医院，医生一看就确定是羊水破了。B超显示，成成的大房子里的羊水还有很多，只流出来很少一部分。但医生要求南从现在起要平躺在床上待产，以防羊水外流。

根据B超显示，成成呈"先露部浅定"，也就是说，成成的头才浅浅地进入妈妈的骨盆入口，头顶还没有完全下降到坐骨棘。坐骨棘是骨盆腔最狭窄的地方，成成的头顶距离这里大约还有2厘米。为了安全起见，医生要求南平躺待产。

破水会不会导致"干生"

我不禁想到，既然还有2厘米的缝隙，成成的小脑袋并没有像木塞一样把妈妈的羊水关在子宫里面，那羊水会不会慢慢地向外渗漏呢？会不会在成成出生之前，它们就流干了？如果这样，那成成就得干生了！这不仅要成成多费力气，而且妈妈也更疼。这会不会发生意外……

南说，还有那么多羊水保护着成成，只要平躺着减少羊水外流就应该没问题。即使胎膜不早破，成成的头在下降到坐骨棘时也会将羊水阻断成前后两段，部分羊水在分娩时发挥保护作用——避免宫缩时身体局部受压导致胎儿窘迫。**因此，即使破水了，只要还有足够的羊水，就不用担心会"干生"。**

南还说，即使羊水早破，羊水大量外流，也不用担心会"干生"。因为医生还可以用导管向孕妈妈的子宫中注入生理盐水，相当于给胎宝宝补上足够的羊水。这叫"羊膜腔灌注术"。

南叫我别胡思乱想了，这只会加重她的焦虑与不安。

2 准爸爸的陪伴是镇痛法宝

阵痛开始了

南的午饭吃的是医院提供的标准餐，我喂南吃了几口，南就不想吃了。她说成成一直在使劲儿地往外拱。

我一边摸着成成鼓起来的大包，一边夸成成："成成又鼓起来大包了，我知道，成成已经蓄积好了力量，想奋力划出妈妈的肚子。"

南却说，成成出来完全依靠妈妈的力量。这会儿，他的小手正紧紧地抱在胸前，蜷曲着小腿儿，头在妈妈的坐骨棘上方，等着妈妈的宫缩信号，等宫缩一开始，子宫的上部便像袋子一样收缩提拉，把成成一点点地倒出来。

现在成成的头轻轻地往下沉摆。成成的胎位是标准的枕左前位，他的头在下沉到妈妈的第一道关口时，头的方位就是枕在妈妈骨盆的左边前部，而胸和脸则往里斜对着妈妈的右边后部，背斜拱在妈妈的肚子左侧，手和脚则蜷曲在妈妈的肚子右侧。成成可能还没有感觉到妈妈的宫缩力量，还不怎么动呢，便只把头轻轻地往下沉摆，所以表面上看起来安静，可妈妈还是能感觉到他的动作。

原来，没有妈妈的力量襄助，成成的出生之路是"举步维艰"哪！

初产妇从子宫有规律的收缩开始，到胎宝宝、胎盘娩出为止，通常需要16～18小时。第一产程的阵痛往往要经历11～12小时，从宫颈口开全到娩出胎宝宝的第二产程需要1～2小时，最后娩出胎盘的第三产程需要10～20分钟。

我想，如果等到下午四五点或是晚间才开始阵痛，那就要明天才能生了。

南自己默算了一下时间，也说，可能要等到明天才生得下来。

我脸上的轻松笑纹还没来得及好好舒展，中午12：28，南的第一次宫缩突如其来。

"哎哟……肚皮开始痛了！"南直呼起来。

我立即紧张起来，奶奶一听，却喜上眉梢，说："就是要痛呢，痛到扛不住的时候就要生了。"说完，便开始手把手地向南传授生娃的第一手经验。

南的第一次阵痛一过去，又能轻松地感觉到成成的动作。成成用小脚丫在妈妈的肚子东半球上撑起来一个大包。

没过多久，又传来"哎哟，痛痛痛，扯着扯着痛……"很明显，这第二次阵痛要比第一次厉害。

奶奶喜道："对，对！就是那样痛！要生了，要生了！"

"嗯，不行，要屙尿（解小便）！"南叫着道。

但南现在不能下床，怎么办呢？我赶紧去问护士。护士回答说："就躺在床上小便，用尿盆接着就行。"

南刚刚小便完没几分钟又觉着想小便。

奶奶又是一喜："这就是'极胀'，生娃娃前就是要'极胀'的，总想去解手，这就是快要生了……"

但第一产程要经历11~12小时，这才刚开始！

医学科班生详解胎宝宝的出生过程

第一产程

南说，在内分泌激素等多因素的综合作用下，分娩启动后，便进入了第一产程。它分为三个阶段：第一阶段是宫颈变软；第二阶段是宫颈管逐渐变短、消失；第三阶段是宫颈口逐渐扩张，表现出有规律的宫缩。经产妇一般是第二阶段和第三阶段同时进行。当胎宝宝和孕妈妈的骨盆正式衔接后，如果胎膜没有先破，这时在宫缩的提拉下，羊水不能回流，会扩张胎头下方的胎膜而形成前羊膜囊，前羊膜囊协助压迫宫颈口，加快宫颈口的扩张。如果孕妈妈先破水，无法形成前羊膜囊，便是胎头直接压迫妈妈的宫颈口，让宫颈口承受更大的压力，所以孕妈妈的宫颈口开得会比有前羊膜囊更快。

检查时医生说，南的宫颈已经变软了，而且宫颈管已经缩短消失了80%。当宫颈管完全消失，紧接着就是开宫颈口了。

"那一定会疼得更急、更厉害了！"我担心起来。

南又说，第一产程"开宫口"也有两个阶段呢。第一阶段是潜伏期，这时宫颈口打开得慢；第二阶段才是活跃期，宫颈口打开得快，直到开全。一般要慢慢开到4~5厘米才进入活跃期，而成成的头顶直接压迫妈妈的宫颈口，应该是越到第二阶段时效果越明显，所以现在还影响不大，到了开得快时就影响明显了。宫颈口一打开，成成遇到的第一道关口就打开了。但在宫颈口打开前，成成已经迈过了好几道关隘了。

在妇产科学里，成成的整条出生之路被分为"软产道"和"骨产道"两个部分。

子宫下段、宫颈、骨盆底软组织及阴道，它们构成了软产道。这是一条弯曲的由肌肉和软组织构成的通道。骨产道就是妈妈的骨盆腔，这是一条略呈弓形的通路，由骨盆入口、骨盆中腔和骨盆出口三个部分组成。骨产道和软产道就好比构成大山的石头和泥土，骨产道是石头，软产道则是泥土，它们构筑了成成出生的整条通道。

　　这条通道有软硬之分。软的部分会依着成成，尽管妈妈需要付出巨大的疼痛作为代价，却能换来它们的自由伸缩。但骨产道就不依着成成了，妈妈也无法用疼痛来换取它们的更大让步，所以完全得靠成成用他的身体去适应。

　　这就是为什么孕妈妈不能营养过剩，吃得太好太饱，以致胎儿长得过大的原因——他的身体难以通过妈妈的骨产道。同时，这也是为什么孕妈妈在产检时，要前后多次测量骨盆大小、形状、入口倾斜度等。只有这样才能判断胎宝宝的身体能不能顺利通过妈妈的骨产道，能不能进行自然分娩。

　　骨产道还有一个特点，就是它的三个组成部分的大小和形状不完全一样。这就需要胎宝宝随机应变，转动身体、变换姿势来适应骨产道的大小和形状，他必须经历三次头的旋转和一次肩的旋转，才能顺利通过。这就是胎宝宝回旋。

　　在第一产程的第一阶段，成成的头顶压迫着妈妈的宫颈口，帮助宫颈口打开；同时，又在宫缩的提拉下继续下沉，他的头顶会最先遇到骨盆底软组织。在肛提肌的阻力下，成成半屈着的头变为"下巴更贴近胸脯"的俯屈，以减小前额和后脑勺之间的头顶长度，他的头就能沿着骨盆入口继续下沉了，直到不能通过最窄的坐骨棘时，这才到了最困难的时候。

　　这时，也到了妈妈开宫口的活跃期，即第一产程的第二阶段。

　　妈妈的宫缩强度越来越大，推着成成前进。

　　"那成成该怎么办呢？"

　　在前方阻力和后方推力的合力下，成成的头自然旋转，他顺力旋转45度就找到了出口的方向，这就像把一根45度倾斜的棍子再旋转45度，以便它竖着就能通过狭窄的门一样。

　　成成是标准的枕左前位，他的后脑勺枕在妈妈骨盆入口的左前方，前额对着妈妈骨盆入口的右后方，呈45度倾斜，这就像是那根45度倾斜的棍子。所以成成只用顺力向右后方旋转45度，将他的头位从倾斜变为垂直，即前额朝后、后脑勺朝前，和妈妈的腹面垂直，适应骨产道的形状，头就能继续前进了。

这时，妈妈的宫颈口几乎完全打开了。

成成的头顶已经冒出宫颈口到达阴道。成成便一边等着妈妈宫颈口完全打开，一边在骨盆腔里继续下沉；而当妈妈的宫颈口完全打开时，他的头也就进入阴道，也就是骨盆腔最低处。这时，就进入第二产程的娩出阶段了。

第二产程

这时，在助产士的指导下，妈妈屏气用腹压把成成往下推，成成的头继续下沉，但肛提肌的收缩却又将成成的头往前推动，于是，一个"向下"、一个"向前"的两股新合力将成成的头从骨产道的底部沿着阴道往上、往前"爬坡"。当他的后脑勺爬到骨盆出口，即能枕着耻骨联合下缘处，后脑勺就能以它为支点，逐渐仰伸。这时，成成的头顶就已经到达阴道外口，也就是整条产道的外口了。成成一仰伸，他的头顶、前额、眼睛、鼻子、小嘴巴就都出来了。

当成成的小脑袋全部出来后，还要往回旋转45度，称之"复位"，即恢复到原来45度倾斜时的样子，这才能和他的肩膀保持正确的垂直关系。

成成的肩膀也和他的头一样，也同样要旋转45度，才能顺利通过。只是肩膀的旋转方向和头的旋转方向相反，是顺力向妈妈的左前方旋转45度，这就与妈妈的腹面垂直了，竖着便能通过这道狭窄的门了。与此同时，成成的头在产道外也要跟着肩膀旋转45度，以保持和肩膀的正确关系。旋转后，正好向着妈妈的右边，即额面向着九点钟的方向，称之"外旋转"。

当成成的肩膀完成旋转后，也和头一样，再经过一个爬坡就出来了。紧接着是手、背、屁股、腿脚……

第二产程结束，但还没有大功告成，还有紧接着的第三产程。

第三产程

成成出来后，胎盘会从妈妈的子宫里分离、脱落，再顺着产道排出来，这就是第三产程。一般只需十几分钟就能完成。

当胎盘顺利娩出后，十月怀胎这场马拉松才算成功。虽然整条产道还要隐痛好几天，但比起分娩时的疼痛，就是小巫见大巫了。

南在这一番精彩的解说中，一直没有喊疼，40分钟又过去了。南却说，她都已经完全忘了疼。

分娩进行曲

放松是最好的阵痛良方

南在一番精彩解说中，她的注意力被转移，完全放松了身心，所以没感受到阵痛。果然，**让全身放松就是最好的阵痛良方**。

医生查房时，问了南的宫缩情况，判断南的宫缩强度是在逐渐增强，便吩咐南从现在起要自己记宫缩时间，并让南吸上氧。同时告诉南，如果宫缩的间隙缩短到每3分钟左右痛一次，每次痛的时间比先前延长了，就要叫她来查看宫颈口打开的情况，以便做接生的准备。

我算了算时间，第一产程需要11～12小时，南是中午12∶28感觉到第一次宫缩痛，要第二天凌晨才能宫颈口全开，也就是说，成成要明天凌晨才能出来。

南的宫缩在自然规律支配下按部就班，不急不躁。

下午17∶10，护士推着胎心仪来了，要给成成测胎心。

"嘣嘣……"这是爸爸第一次听到成成的心跳声，那么清晰，真是太美妙了！

护士估计，到晚上七八点时就能到活跃期了，等宫颈口开大了，就直接进产房。同时做了另一个保守的预估方案，如果夜里还没有进入活跃期，那就好好休息，睡一觉，等明天早上七点左右进产房催产。如果痛得厉害，随时去叫她。

"另一个紧张中心"

接下来，阵痛越来越厉害。

我立即意识到，放松的音乐、自我催眠和准爸爸的专业按摩登场的时间到了。

我拿出耳机要给南戴上。但南见我要给她听音乐，一下就火冒三丈："哎呀，太吵了，我不爱听！"等南平静了些，我要南尝试自我催眠。南却装着没有听见。那就试试我的专业按摩吧。

奶奶却反对，说现在绝不能乱动南的肚皮，南也不让我摸。说她觉得全身哪儿都是一碰就疼。

那还能有什么法子呢？

南说她想在手里抓点什么东西。于是她反手一抓，抓到了一根离手最近的隔挡杆，便使劲儿地拉握着它。

"为什么不抓我的手臂呢？"我终于找到让南放松的办法了。

果然，南觉得这确实是最理想的抓握对象，而且只紧紧抓着还不够，还得把指甲掐到肉里去才能让疼痛转移。

原来在电影或电视剧里看到的类似场景都是真的！艺术果真缘自生活。

这是一个与放松肌肉完全相反的办法，**它是用条件反射式的动作来制造出身体的另一个肌肉紧张中心，从而干扰、减弱身体对疼痛信号的感知，以达到镇痛的目的，**而这个紧张中心也能刺激分泌内啡肽。

国外比较流行的"经皮神经电刺激镇痛仪"就是运用这一原理。它是一个扑克牌盒大小的仪器，伸出的导线可以粘在孕妈妈的皮肤上，通常是粘在下背部。在宫缩疼痛开始后，打开电流发生器，让微弱的电流经由导线带来刺痛的感觉，从而减弱和干扰孕妈妈对宫缩疼痛的感知。目前国内还没有便携式的。准爸爸的手臂可能就是最物美价廉的类"经皮神经电刺激镇痛仪"了。

希望之火

南早已顾不上计数宫缩的间隙时间，也不知道是不是已经到了每3分钟就宫缩一次，她让我赶紧去叫医生来看看。

当医生查看宫颈口打开情况后，却说，才刚刚开到二指，怎么就痛成这样了。

医生的话就像是凭空浇下一瓢冷水，把南从这一阵子的"疼痛过敏症"中激醒了。这一激醒后，南自己也觉得惊奇，刚刚完全受不了的疼，现在却仿佛已不算回事了，就像自己站在半山腰，再回头看刚刚爬过的路，发觉它并没有多高，也没有多远，怎么刚才似比登天呢？！

南不再紧抓我的手臂，也不抓床头隔挡杆了，吃了几颗巧克力补充能量，又喝了点水，吃了一个橘子。然后两手平放着，"安安静静"地抵挡住下面一个多小时的疼痛冲击。

挺过意志最脆弱的时刻

晚上7:20，南又疼得受不了了。

我一看时间，已经到了护士之前预估的活跃期。

南又呼喊起来，要我快去叫医生。

我快步走到医生的值班室。医生拿起本子来看了看，说道："刚刚才开到二指。"再看了看时间，又说："不可能这么快的。"

但她看我一脸着急，便又跟着我来了。

一量，才二指多一点，和刚才几乎没什么变化。

南一听，却与先前被激醒后的冷静截然相反，她惊慌起来，几乎是哭喊着向医生哀求道："我不顺产，我要剖宫产……我要剖宫产……"

医生说："好好的，为什么要剖宫产呢？"

又看了看本子上的记录，说："什么情况都好呀。宝宝的胎位也正，胎心也很好，羊水也还很多，身体状态也非常好。那些剖宫产的都是万不得已的选择。你这第一轮疼眼见着就要过去了，再剖宫产，那不白疼了吗？"

医生见南安静下来，又说："顺产的宝宝经过产道的挤压，以后他的心肺功能比剖宫产的宝宝要好很多，患心肺类疾病的概率也要低很多。再说，剖宫产要一个多星期才能出院，回家后还有一个多月的伤口愈合期，感染风险也比顺产高。顺产只要一两天就能出院了……为什么要剖宫产呢？对宝宝不好，对你也不好呀！"

南这才渐渐镇定下来，不再要求剖宫产。医生的一席话再次激发了南的力量。

真正的放松

南又把拳头慢慢松开来,两手平放在床上,一动不动,非常放松的样子。

我也踏实了下来。

晚上快9点,医生再次来给成成测胎心。

测完胎心,我以为紧接着要给南测量宫颈口,可医生并没有一点要测量的意思。

我赶忙问道:"现在是不是已经开到三四指了?"

医生看了看我,明白了我的意思,道:"刚刚才开到二指多一点,即使现在已经开到了三指、四指,也没关系,要一直开到十指才进产房。这一段时间都不用再量宫颈口了。要是老查,容易感染……"

奶奶说:"我说呀,没有晌饭莫望路。"

"没有晌饭莫望路"是老家的一句方言,意思是,既然在路途上没有能歇脚吃午饭的地方,那就干脆断了这个念想,专心赶路,反倒能一口气赶到目的地。

"没有晌饭莫望路",我想,现在它可是最贴切的、最能给南鼓劲的话了。

大合唱团的陪伴

又整整过去了两个小时。

晚上11:00,南疼得受不了,我赶紧去叫医生。但医生一见我就说:"你怎么又来了?离宫颈口全开还早呢。"

听了我的描述,医生再次来到病房,温柔地鼓励了南,并让南把氧吸上,这有助于缓解疼痛。

南再次安静下来。

但没过多久,她又受不了了。

我突然想到,为什么不用逗乐的方法让南放松呢?

我赶紧拿起了摄像机。"成成妈最坚强,笑一个……"我一手拿着摄像机,一边做着滑稽的动作,再配上生动的拟声词。这样的喜感让南忘了紧张,南觉得好笑,就真没有喊疼了。

又过了一阵子,南的阵痛再次强烈发作,我赶紧去叫医生。医生给南测量了宫颈口——已经开到十指了!

她赶紧安排南进产房。

准爸爸的陪伴

凌晨12：00，我木木地听着医生的指示，帮着护士将南抱上待产车，跟着往产房的方向迈进。

进了产房，我竟局促得有些不知所措，反倒是南伸过手来抓住我的手。我这才意识到，我进来陪护南的目的，就是要让南紧紧地抓着我的手，让南感受到有我在她的身旁，陪伴她度过这最艰难最伟大的时刻。对南来说，最好的止痛药就是我的鼓励，有我在旁边，就是南最大的精神支柱。

护士很快给南进行局部麻醉，以帮助南彻底放松盆底肌和整个产道肌肉。

随着南的一次次用力，我和南的手，我们的心，紧密联结在一起。不知多少次的用力后，只听助产士喊："屏气……腹部使力！……停！……再使力！……宝宝出来了！"

这一刻，终于到来了！

南的手轻轻地松开来，从我的手心，从我的心尖上。

我见护士一手提着成成的两只小脚丫，一手托着他的肩部和头，轻轻地把他放在一个齐腰高的台子上，还有两名护士站在旁边等着给成成收集脐带血。很快，成成响亮的哭声就传了出来。我隐隐地看到他全身红通通的，皮肤很皱，还粘连着一些快要脱落的白色胎脂。这就是我和南在这漫长的孕期里天天守着、呵护着、企盼着的，我们的小天使！

我急切地想起身去抱他，双脚却软绵绵地腾挪不动。南轻轻地转过头来看了看我，又紧紧地抓着我的手，我俩便静静地等着护士把我们的小天使抱来，放在南的怀里。

产后的释放

"先生，恭喜你，你太太给你添了一个公主。"护士一边给孩子擦拭身体，一边对我说。

"公主!"

"公主?"

"成成真是个公主!"

我有些不敢相信自己的耳朵。爸爸就想有一件温暖的小棉袄呀！我恍惚中欢喜地打起精神来，等不及要去看成成。她的一只小脚丫上已经套上了一个小脚环，上面记录着出生信息。

护士正在仔细地查看着成成后脑勺上的一个皱皱的小包，见我过来，便对我说："宝宝的后脑勺上有一个小包。应该问题不大，可以等宝宝满42天后去儿科做一个检查。"

我又回到南的身边，陪着南，再次握紧南的手。

第三产程很顺利，南很快就娩出了胎盘。这时，给成成清洗身体的护士已经给她穿上了小衣服，戴上了小帽子，还包了一张小包被，抱来放在南的身旁，让南微侧着身体用臂弯搂着——爸爸妈妈终于看见成成了！她却微闭着泡乎乎的小眼睛，小脸红通通的。护士让南练习喂奶，以便南能尽快下奶。

成成虽然一副困倦难耐的样子，却张着小嘴几下便咬住了妈妈的乳头。

护士见成成含住了乳头，便吩咐我去买水，说孩子和妈妈还需要在产房里观察2个小时。出产房后，南需要多喝水。原来，这是为了让南在**分娩后多喝水以促进排尿，因为膨胀的膀胱不利于子宫收缩**。护士还嘱咐要多给便南按揉肚子，以帮助子宫收缩，促进恶露排出。

南说，娩出成成后，她觉得全身特别"爽"，就像吃了一顿麻辣火锅。再想起先前的疼，仿佛都化成了兴奋的感觉。

准爸爸小课堂

除了放松，孕妈妈还应了解的分娩镇痛知识

放松是自然顺产中减少分娩疼痛的灵丹妙药。随着现代医疗科技的进步，也可以通过高效安全的麻醉镇痛药物进行分娩镇痛，以达到最大程度

减少分娩疼痛的目的。因此，孕妈妈在产前充分了解相关知识，可以避免生产时受不必要的罪。

一、分娩镇痛的方式有哪些

在了解分娩镇痛方式之前，先了解一下身体是怎么感觉到疼痛的。我们可以把疼痛理解成一个包裹，这个包裹从子宫肌和产道肌肉的疼痛感受器上出发，迅速传到脊髓的神经元，然后由神经元向上转运，最后到达大脑的感觉区，包裹打开，于是就感觉到了疼痛。

❶ 全身麻醉镇痛

放松能让人体内的天然镇痛物质内啡肽更好地发挥作用，而阿片类镇痛药则扮演内啡肽的角色——阻止疼痛包裹的打开。在分娩过程中，可以通过静脉注射或间断性地多次注射阿片类镇痛药来进行全身麻醉镇痛。之所以叫"全身麻醉镇痛"，是因为它作用于大脑和整个神经中枢系统。

全身麻醉镇痛下，孕妈妈会觉得疼痛明显减弱或消失。药物起效的时间一般是15～20分钟，镇痛效果存在个体差异。药物帮着缓解疼痛的同时，也会带来一些不良反应，比如头昏脑涨、恶心、呕吐等。这也是为什么术后医生要求去枕平躺的原因，这可以帮助缓解不适。

❷ 椎管内麻醉镇痛

我们听得更多的是"硬膜外麻醉"或"打无痛分娩针"。硬膜外麻醉是椎管内麻醉镇痛的一种方式，还有另一种方式叫脊髓麻醉，又称腰麻或蛛网膜下腔麻醉。这两种方式的区别是向脊椎管内注入麻醉药的深度不同。脊髓由三层膜包裹，由外到里依次是硬脊膜、蛛网膜和软膜。其中软膜是紧贴着脊髓的，而蛛网膜和脊髓之间却还有很大的空隙，称为蛛网膜下腔，这里充满透明的脑脊液，如果将麻醉药注入这里，便称为脊髓麻醉。此外，硬脊膜和脊椎管内壁之间也有一个稍大的空隙，称为硬膜外隙，如果将麻醉药注入硬膜外隙，便称为硬膜外麻醉。可见，硬膜外麻醉的注入深度要比脊髓麻醉浅。这两种方式还可以联合使用，称为腰硬联合麻醉。

椎管内麻醉镇痛使用的是局部麻醉药，它能阻断痛觉信号在神经纤维中的传导。椎管内麻醉镇痛是将局部麻醉药作用于中枢神经系统的脊髓部分，就像在高速公路上设置路卡一样，阻截疼痛包裹向上运输，从而让大脑皮质感觉区无法接收到疼痛包裹，孕妈妈也就感觉不到宫缩的疼痛了。相对于阿片类镇痛药的全身麻醉镇痛，椎管内麻醉镇痛属于局部麻醉镇痛。

进行椎管内麻醉镇痛时，孕妈妈会感到腰椎穿刺前的轻微刺痛和穿刺时的酸胀感。在做腰椎穿刺前，须对穿刺部位进行局部麻醉，开始感到的轻微刺痛便是打麻醉针的刺痛。腰椎穿刺针或给药导管触碰脊神经根时所产生的刺激反应，可能是一种火辣辣的感觉，让孕妈妈觉得有一条火线从腰部飞驰而下，就像触电一样。如果这种感觉持续存在，要告诉麻醉师，他会调整针头或给药导管的方向来避开脊神经根，以消除不适。当药物起效时，下腹开始变得麻木，剧烈的阵痛被有效缓解。镇痛效果因人而异之外，也取决于麻醉药的种类、镇痛方式和药物浓度。一般来说，在安全用药范围内，孕妈妈还会感觉到一定的疼痛。

同全身麻醉镇痛一样，药物帮着缓解疼痛的同时，也会带来一些不良反应，比如发抖、全身瘙痒、排尿困难等。如果孕妈妈不能自行排尿，需要插导尿管。因为膀胱的充盈会阻挡胎头下降，延长第一产程的时间，增加剖宫产率。

二、哪种分娩镇痛方式最适合孕妈妈

孕妈妈不需要自己选择，一般由麻醉师做决定。目前，椎管内麻醉镇痛是首选的分娩镇痛方式，其不良反应最小，对孕妈妈和胎宝宝的安全性最高，而镇痛效果也很好。

随着技术的完善，现在的镇痛方式可以减少局部麻醉药的用药量，以达到最大限度减少对运动神经的阻滞，从而不影响子宫肌肉的自主收缩和扩张的力度，让孕妈妈能在第一产程里自由地翻身、活动腿脚，甚至还可以由人扶着下床走动。

有时，笑气也被使用到分娩镇痛中。笑气是一种全身麻醉药，它是最早的麻醉药。虽然笑气的镇痛效果比椎管内麻醉镇痛要弱，但它是完全无创的镇痛方式。它在镇痛的同时还能帮助孕妈妈松弛肌肉，让孕妈妈感觉舒适愉快。

总之，分娩镇痛方式的选择是一个综合的考量，其最终目标都是达到最佳的镇痛效果、最小的不良反应、让孕妈妈感觉最舒适。

三、你可能担心的事

❶ 麻醉镇痛药对胎宝宝安全吗

基本上是足够安全的！多年的临床验证，已经能够确保麻醉镇痛药的用药量对胎宝宝来说是安全的。尽管我们不能忽略药物对胎宝宝的不良影响，比如可能会造成胎宝宝心率发生变化，但这些变化不会造成危害。而且，如果孕妈妈不能放松自己，导致更长的产程和更多的疼痛，则疼痛的危害就会上升——它会引起孕妈妈体内儿茶酚胺和皮质醇的大量释放，导致胎盘的血流量减少、子宫收缩不协调，从而增加胎儿缺氧窘迫的风险。这时，麻醉镇痛药的使用能让孕妈妈和胎宝宝同时受益。

❷ 麻醉镇痛药会影响哺乳吗

不会。安全的用药量不会影响乳汁的分泌、乳汁的质量和宝宝的吸吮能力。但有研究发现，用芬太尼混合局部麻醉药进行硬膜外麻醉时，如果药物浓度过高，则会影响胎宝宝在出生后6周的母乳喂养率和神经发育评分。原因可能是药物抑制了胎宝宝出生后的觅食、吸吮和吞咽反射功能。这会造成胎宝宝出生后吸吮动作的减少，从而导致哺乳中断或失败。

❸ 椎管内麻醉镇痛会延长产程、增加剖宫产或会阴侧切的概率吗

椎管内麻醉镇痛确实会延长第二产程的时间，而第二产程时间的延长又往往意味着剖宫产率和会阴侧切率的增加，但总体来说，椎管内麻醉镇痛的切入时机可能是最终影响剖宫产率和会阴侧切率的关键。恰当的时机能降低疼痛，帮助分娩；错误的时机却会阻碍分娩。很多研究都得出了相似的结论，即在宫颈口小于2~3厘米时使用椎管内麻醉镇痛会延长产程，增加催产素的使用率，而催产素的使用会增加剖宫产率。因此很多医院将宫颈口开到2~3厘米作为镇痛的切入点，使其不会增加剖宫产或会阴侧切的概率。

❹ 椎管内麻醉镇痛会不会操作不当，伤害脊髓

不会。脊髓在腰椎管里的长度要短于腰椎管的长度，从第二块腰椎骨一直往下，椎管里就没有神经密布的脊髓了，所以从第二块腰椎骨以下做腰椎穿刺，即使操作不当，也不会伤到脊髓。

❺ 椎管内麻醉镇痛会留下长期后遗症，比如长期腰背痛吗

确实有孕妈妈在接受椎管内麻醉镇痛后出现长期腰背痛，但与椎管内麻醉镇痛是不是有关还存在争议。有研究指出，在其他手术中使用椎管内麻醉镇痛的患者，出现腰背痛并发症的原因与患者的年龄、做腰椎穿刺时

穿刺的次数、针头的大小、麻醉镇痛的时间成正相关。年龄越大（大于55岁），对创伤的修复能力就越弱；而穿刺的次数越多、针头越大，所造成的组织创伤就越大；再加上麻醉镇痛的时间长，患者长时间采取仰卧位导致对背部肌肉的长时间压迫从而使局部血液循环受阻。这些因素都会造成穿刺创伤不能快速修复，从而导致长期腰背痛。但孕妈妈一般都比较年轻，对创伤的修复能力强，所以这一结论并不适用于孕妈妈。因此，长期腰背痛可能与孕期的脊椎压力、产后休息不佳和日常劳作有关，多胎妊娠和日常劳累的孕妈妈更容易在产后患长期腰背痛。

❻ 椎管内麻醉镇痛的效果真有那么神奇吗

能感受到"一秒天堂"的孕妈妈是很幸运的。但对于大多数孕妈妈来说，在安全的用药范围内，还会感觉到2~3级的疼痛，即可以忍受的疼痛。在宫口接近全开时，疼痛还会加剧。而这也是导致有的孕妈妈觉得镇痛"根本不管用"的原因。

❼ 我该什么时候做决定

孕妈妈可以提前做决定，也可以在需要的时候临时做决定。可能有两个时间段是孕妈妈最想进行分娩镇痛的时候：一是宫颈口刚开时的疼痛敏感期（南就是这样的）；二是当活跃期到来时（宫颈口开至4~6厘米）。在这两个时间段里，孕妈妈都可能感觉自己就要被疼痛压垮了，因而最渴望得到分娩镇痛的帮助。

四、统一认识、提高认知

如果有人问：自然顺产的疼痛真的需要现代的医学手段来干预吗？答案似乎并不明了，或是，我们还未统一认知。在西方发达国家中，美国的分娩镇痛率高达85%，而法国已将分娩镇痛列入了常规操作，如果孕妈妈不需要分娩镇痛还需在产前特别提出来。最近一项调查显示，我国的分娩镇痛率仅为16.94%。可见，对于分娩镇痛，我们还需要统一认识、提高认知。

五、剖宫产绝不是"无痛分娩"

作为医学科班生的南也把剖宫产视为"无痛分娩"了。的确，在宫缩发动前就进行剖宫产手术，可以让孕妈妈完全避开自然分娩的整个疼痛过程，同时，手术也是在麻醉镇痛的状态下完成的，所以剖宫产似乎完美实现了无痛分娩。这也许就是导致无指征剖宫产率一直居高不下的重要原因。这一理解却忽略了剖宫产其实是一次大手术的事实。无论是出血量，还是创口大小，剖宫产都可以算得上是一次真正的大手术，而且毫不夸张地说，它所带来的身体疼痛一点儿也不比自然分娩少。

一般情况下，当麻醉镇痛药的作用消失后，切口的疼痛会越来越明显，而子宫的收缩更会加重疼痛，甚至会发展成严重的急性术后疼痛。而且剖宫产是在腹部切出一条贯穿表皮、皮下筋膜、肌肉和子宫等多个组织的切口，如果出现出血、切口感染、膀胱损伤等手术并发症，则会引起更多、更严重的不适。

因此，比起自然分娩的疼痛，剖宫产相当于把疼痛留在宝宝出生以后。烦恼不仅一个不少，还会更多。

3 神奇的乳汁

觅乳记

一早起来，我就迫不及待地要去看南和成成。奶奶给南做好了老家传统的月子餐——炒阴米煮荷包蛋，还有一碗黄花菜汤是专门发奶的。

南正抱着成成喂奶，房间里一派热闹的景象，成成的哭声和着大人们的说话声响成了一片。成成没有喝到妈妈的奶，急得哇哇大哭，小脸蛋儿憋得红红的。奶奶见状，赶忙把她从妈妈的怀里接过去哄，说歇一会儿再让她练习含奶。

"成成还没吃着奶，她会不会饿呀？"我心疼地问南。

南却说，成成已经吃了两次奶了，护士见孩子一直没有喝着奶，便冲了奶粉，用奶瓶喂了她两回。说是怕孩子长时间喝不着奶会脱水，发生低血糖。而低血糖会损伤大脑，所以每2~3小时要喂一次奶。

"让她慢慢学，不着急……"奶奶说道。

奶奶的话音未落，成成那泡乎乎的小眼皮紧闭着，小手一张一啄地就往小脸蛋儿、小嘴巴儿上抓去，刚刚还舒展开的眉头又紧紧锁起，张大了小嘴儿，一副想吃东西的表情。

含住乳晕是关键

"成成是不是没有含住乳晕？"我第一时间怀疑道。

因为乳晕下面就是乳窦。如果把乳腺细胞比作自来水的源头，把乳腺比作输水管，那乳窦就相当于一个个连接着输水管的小储水池，而乳头便是连接着这些小储水池的总开关。孩子含住妈妈的乳头往外吸奶，便是打开了水龙头的总开关。可妈妈的奶并不像自来水那样，一打开开关，就能自动流出来，因为妈妈的奶没有像自来水那样的水压。这个压力得靠孩子把妈妈的乳晕含入嘴里，用力吸吮，挤压到乳窦，才能把乳窦里的奶挤出来。

现在孩子还没学会吃奶的窍门，是不是可以把奶挤点出来喂她？

南觉得有理，便要试试。

南从奶奶的怀里小心翼翼地把成成抱过来，用乳头逗引孩子张嘴含乳。我这才发现，孩子还不能紧紧地含住妈妈的乳头，她勉强含着，像是不知道用力吸吮似的。也可能用力吸了，但没吸出奶来，便失了耐心，或力气不济，于是放开了妈妈的乳头，焦躁得一副大哭的样子。

南赶紧尝试我说的办法，把奶先挤一点出来滴入孩子嘴里，当孩子吃着了奶、嗅到了奶香，自然知道要用力吸吮了。

可南一挤，这才发现了问题所在。南用力挤了挤乳头附近的乳晕，才慢慢浸出来几粒淡淡的奶滴，估计还没真正下奶。

那怎么办？

搬救兵——吸奶器还是硅胶乳头

在刚开奶时，妈妈的奶还来得不多，乳头、乳晕过于膨出，孩子不太会衔含，力量又小，所以就吸不出奶来。此时正是需要用吸奶器帮助孩子顺利喝到奶的时候。它不仅能帮助妈妈先把奶吸出来喂孩子，还有助于疏通妈妈的乳腺，促进乳汁分泌。等妈妈的奶多了，孩子吃不完，用吸奶器将奶吸出来，还可以避免乳腺堵塞导致乳房肿痛。

当然，在刚开始使用吸奶器时，可能会出现不同程度的疼痛，因为乳腺不通，乳房还不太适应吸奶器的吸力。可以在使用前后用热毛巾敷敷或按摩来缓解，以后奶多了，习惯了，自然就好了。如果特别怕疼，就先买个手动的，自己可以调节吸力。电动的虽然也能调节吸力，却不如手动的调得快。电动吸奶器的优点是省时省力，吸奶效率高。

所以建议：**先买一个手动的，按压式的最好，简单又好用；以后可以换成电动的。**

再来说说硅胶乳头。在刚开奶时，有的妈妈乳头和乳晕过于平坦或内陷，孩子就无法很好地衔含。如果罩上硅胶乳头，孩子不仅能好好地含着它，也能用上劲吸奶。硅胶乳头的罩杯模拟乳房的形状，能紧紧地贴在妈妈的乳房、乳晕上，这样孩子一吸奶，产生空气负压挤压乳窦，奶就出来了。

当然，硅胶乳头的主要用途是保护妈妈的乳头，比如被孩子吸吮破皮时，可以戴上它起保护作用。如果妈妈的乳头过于扁平或内陷，也可以用它来辅助吸奶。

有的孩子比较排斥硅胶乳头，因为它虽然模拟妈妈的乳头，但从质感和触感上还是有一定区别，所以并不是有了它就万事大吉。

万事俱备，娃吃奶成功

又过了小半天，南说，好像感觉到两侧乳房开始发胀了。

此时，孩子也睡了一小觉醒来，分外精神，而妈妈也感觉到奶胀得厉害，于是抓紧时机，让孩子再次衔含乳头哺喂。

南这次采用了侧卧的姿势，让娃躺着吃右侧奶。果然，孩子这次成功含住了乳头和乳晕，小嘴儿有力地吸吮着，咕嘟咕嘟大口吃奶。这姿势和"孩子正确的含接姿势"真是一模一样：**嘴呈鱼唇状，吸吮动作缓缓有力，两颊鼓鼓的，并可听到咕咕的吞咽声。**南也有了真正下奶的感觉。

一家人围起来瞧着成成大口大口吃得又香又可爱的样子，这就是幸福的感觉。爸爸的眼睛不知不觉模糊……

神奇的乳汁

研究发现，母乳中含有几百种营养物质，对婴儿尤其是新生儿来说，含有最好的脂肪、最好的蛋白质、最好的糖、最丰富的维生素和矿物质，还有最宝贵的各种酶和免疫物质。

它最聪明

世界上绝不会存在两份成分相同的母乳——因为母乳的成分能根据每个孩子的特殊需求而做出最聪明的改变。

比如，在每次吃奶时，孩子刚开始吃到的奶，即前奶，它们只含有少量的脂肪，却含有大量水分。因为大多数时候，孩子吃奶只是为了解渴，或是为了寻求安慰，而不是真饿了，这时孩子便只需要含着妈妈的奶，吸吮几分钟前奶就能满足需求了。可如果孩子真饿了，他就会继续吸吮，这时，妈妈的乳汁就会不断地增加脂肪等能量物质的含量，让孩子能填饱肚子，这称之为后奶。后奶能给孩子带来饱足感和满足感。

初乳，即妈妈在产后最初几天里分泌的乳汁。之后，妈妈的乳汁会根据孩子免疫系统的成熟程度，动态调整乳汁中免疫物质的含量。而且，当妈妈的身体对身边新出现的致病微生物产生新的抗体时，聪明的乳汁也会在第一时间把新的抗体增援给孩子。

当孩子的免疫系统得到初步巩固后，妈妈的乳汁便又立即做出聪明的改变。它逐渐增加乳汁里的蛋白质和脂肪等能量物质的含量，即增加乳汁的能量密度，并根据孩子的需求变化而相应地改变各种维生素、矿物质的含量，以便孩子的小身体能及时而全面地获取快速生长所需的能量和各种营养物质。这一改变过程持续1周左右，这期间的乳汁称为过渡乳。之后，才是成熟乳。成熟乳蛋白质和脂肪等的含量达到最高值，各种维生素和矿物质的含量随着孩子的需求变化而改变着。

妈妈的乳汁真是太聪明了！

它最神奇

研究发现，乳汁分泌还有一套特别的响应机制来应对可能发生的极端情况。早产儿妈妈的初乳里含有更高的能量密度，即含有更多的蛋白质、脂肪等能量物质。这是为了应对早产儿的特殊情况而做出的改变。因为早产儿的身体更虚弱，比起足月儿，他们更需要及时得到更多的能量补充，所以，妈妈的乳汁立即启动了特别的响应机制，让乳汁里的能量密度达到最大值，以满足早产儿的需求。

妈妈的乳汁可真是太聪明、太神奇了！因此，它才是孩子最好的食物，是任何配方奶都比不上的。

宝妈的乳房需要细心呵护

上午9：44，护士来教我怎么给南按摩乳房。

护士一边按揉，一边讲解："两手相配合，一只手的拇指与食指分开，C字形把乳房托住，另一只手并拢，用前掌从乳房根部螺旋状地朝乳头的方向按揉，力度不要太重也不要太轻。因为乳腺管呈放射状，所以放射状朝乳头的方向揉就可以了。每次揉，都顺时针揉满一圈。揉完后，还可以检验一下按揉的效果。两手轻轻捧着把住乳房，一手的拇指和食指在乳晕上轻轻往下一压，奶水就出来了。你看……"

她顺时针揉完了一圈后，轻轻往下一压，果然，南的乳头就像吃饱了水的海绵一样，一大颗晶莹的奶滴瞬间就充盈了乳头。

护士叮嘱，**按摩乳房的目的，是让妈妈的奶顺利通过"试产期"的磨合，不出故障。每天按揉4～5次就可以了。**

> **准爸爸小课堂**
>
> **孩子对妈妈的"反哺",从胎儿期就开始了**
>
> 研究发现,在胎儿6周大时,就开始用建筑自己身体的各种原始细胞"反哺"孕妈妈了。这些原始细胞通过胎盘屏障进入孕妈妈的血液里,然后随血液循环分布到孕妈妈身体的各个器官和组织,甚至还能通过血脑屏障到达孕妈妈的大脑,并在这些地方"居住"下来。也就是说,孕妈妈的身体接受了这份来自胎宝宝的"礼物"。
>
> 医学上将这一过程称为"胎儿细胞在母体内微嵌合"。这些原始细胞是由滋养细胞、胎儿淋巴细胞、胎儿肝细胞以及胎儿有核红细胞组成的。它们具有增殖和分化的潜能,能在适当的时候转变成妈妈身体里的各种细胞,如肝细胞、上皮细胞和脑神经细胞等。所以,当妈妈的身体组织受到疾病损伤时,它们就能分化成新细胞来帮助组织修复。这就能解释,为什么生育过孩子的女性患乳腺癌的风险要低于未生育过孩子的女性了。
>
> 在我国民间也早有"生孩子养病"的说法。人们发现,未怀孕前身体出现的某些不适、病症会在孕期大大减轻,如风湿性关节痛。这很可能是胎宝宝悄悄地"反哺"孕妈妈。
>
> 在这些生命细胞中,胎儿淋巴细胞和胎儿肝细胞在产后多年仍存在于妈妈的血液循环中。也就是说,它们在妈妈的身体里会长期守护。

4 宝宝是新手爸妈的"高级玩具"

以前,成成在妈妈的肚子里时,纵然隔着"千山万水",也阻挡不住爸爸妈妈对她的爱不释手。现在,成成就在爸爸妈妈眼前,能随时看得见、摸得着,更想时刻将其拥在怀里。成成显然成了爸爸妈妈的"高级玩具"。

一看

先欣赏一番孩子的睡姿。

成成举着两只小手臂,小脑袋斜歪着,两只小腿像小青蛙似的屈曲着——这是吃完奶后的自然姿势。小嘴巴微微翘起,一只小手半张着放在小嘴巴前,仿佛是在梦乡里吹着小号,另一只手呈半握拳状……

二亲

在孩子熟睡时,亲亲孩子的小脸蛋儿、小额头是爸爸妈妈最喜欢干的事。此时,父母就像孩童一般试探自己的新玩具——"咦,这儿有个按钮哪,它是做什么用的呢?按一下……嘀嗒……玩具动起来了!"

三抱

新手爸妈比较头疼的就是抱孩子,开始简直是无从下手。其实正确的抱姿并不难:**一手轻轻地从宝宝的头下用手掌包住宝宝的后脑勺和颈部,另一只手从小屁股下面托住,手腕用力,在抱起宝宝后要注意让宝宝的头和身体呈一条直线,身体紧贴着大人。**

我小心翼翼地抱起成成,依着动作要领,两手稳稳地托住她的背和小屁股,让她紧贴着我的身体,头枕在我的臂弯里,头和小身体呈一条直线。这样稳稳地抱着成成,真是又激动又紧张。

妈妈在一旁鼓励:"亲亲孩子……"

此刻,感觉自己是世界上最幸福的爸爸!

准爸爸小课堂

如果宝妈产后抑郁了,宝爸该怎么办

据最新数据,约有60%的新妈妈在产后会出现不同程度的抑郁症状。有的出现在产后3~5天,有的更早,有的更晚,表现为情绪低落、心烦意乱、无端焦虑、爱哭易怒。换句话说,突然发现自己高兴不起来了,对什么都缺乏兴趣,甚至连宝宝也不能让自己高兴,对宝爸则更是看不顺眼。

研究发现,产后雌激素和孕酮的急剧降低与宝妈的情绪低落有很大关联。此外,剖宫产或会阴侧切后的慢性疼痛会加剧这一负面情绪。还有夜间哺喂引起的睡眠不足与宝妈的身体在产后急需充分休息之间的矛盾,等等。这些因素是产后抑郁的生理温床。心理上,孕期中一些被暂时忘却的隐忧——"担心自己当不好母亲的角色,担心自己的身体变丑了,等等"——它们可能会在产后集中爆发,最后让宝妈情绪失控。

此时,如果有宝爸的贴心关怀和照顾,绝大多数宝妈都能很快走出产后抑郁的阴影,而不会让产后抑郁发展成为产后抑郁症(前者是一种短时间的抑郁感,后者则是一种疾病,可能需要治疗才能完全康复)。也就是说,宝爸可以通过自己的努力帮助宝妈战胜产后抑郁。

一、欣赏宝妈现在的"美"

产后,宝妈一定会担心自己再怎么恢复,身材可能也没有孕前那么美了,而这一担心如果再加上会阴侧切伤口或剖宫产伤口的提醒,情况可能会变得更糟。因此,及时让宝妈找回自信是宝爸的当务之急。不管宝妈是否有情绪低落的迹象,一定不能忘了要时时夸赞宝妈的美。方法是:一边用欣赏的眼神看着宝妈,一边极力夸赞宝妈是世界上最美、最迷人的。宝妈一开心,抑郁的心情也就消失了。

二、和宝妈一起"动"起来

产后恢复性生活的时间一般要等到6周后,也就是产褥期结束。如果有会阴侧切,则要等到伤口完全愈合。然而,和宝妈一起动起来的事,当然不只性生活了。和宝妈一起带着宝宝去散步,这才是最好的放松身心的运动呢。让宝妈充分享受宝爸的贴心陪伴以及运动带来的全身愉悦与舒畅,宝妈心情愉悦了，不仅赶走了抑郁，也赶走了因抑郁而疏于对宝宝的关爱的风险，所以宝宝和宝爸都能从中受益。

三、做一个让宝妈省心的"超级奶爸"

除了抱娃、哄娃、换尿片，宝爸还须要拥有几项专属育儿活动，比如，每天定时给宝宝洗澡、做抚触。这不仅能切实地减轻宝妈的育儿负担，而且在心理上也能让宝妈倍觉轻松。更重要的是，当宝妈看到宝爸这样爱宝宝，心里当然更是甜蜜了。

四、不做让宝妈缺失安全感的事

宝妈各种担忧的深层根源是心里缺乏安全感。缺乏安全感，也就成了产后抑郁发生的心理温床了。因此宝爸要将抑郁的心理温床彻底消灭掉。办法就是：不做让宝妈缺失安全感的事！宝爸要让宝妈确信，自己是一名最有责任感的丈夫。你对宝妈的爱就是一种终身的责任。无论生活怎么变，无论宝妈的身材怎么变，你的爱都不会变，因为"责任"永不会变！当宝妈有了安全感，产后抑郁自然会消散。

5 买书与奶爸大进阶

"蜡烛包"惊呆奶爸

成成是爸爸妈妈的高级玩具，也是奶奶的高级玩具。可是，奶奶一玩上娃，就把爸爸妈妈吓了一跳——孩子在婴儿床上睡得正香，她的两只小腿却被几根布条齐齐地并着捆绑在了一起，两只小手乖乖地并在小腿旁。以前的大力士举重姿势、吹小号姿势、青蛙腿睡姿都不见了。

用老一辈人的话讲，特意用布条捆着的，不捆以后长大了就是"罗圈腿"。

孩子刚出生的最初几个月，正是髋关节迅速发育的时期，双腿的活动绝不能受到限制。在睡觉时，他们的腿脚不停地变换着姿势，既有助于血液循环，也是大脑快速发育过程的信号。因为身体运动受大脑支配，睡梦中神经突触连接活跃，就会触发"伸拳蹬腿"的号令。如果打成"蜡烛包"，捆住他们的腿脚，不但限制其活动和运动能力的发展，还容易导致髋关节损伤。

有理不在声高

我想反驳奶奶，可一时语塞不知如何说服她。这次，南的专业知识及时地替我解了围。

南说，**"罗圈腿"其实是佝偻病的一种表现形式，主要是因为孩子小时候缺乏维生素D和钙，与绑不绑腿没有关系**。宝宝的腿本来就有点"弯"，这是这个阶段孩子髋关节和腿骨的自然状态，随着不断成长，自然会变直。而且宝宝的髋关节和腿骨很稚嫩，"打蜡烛包"会造成腿骨和髋关节因过早被压迫而变形。

"维生素D？妈妈那最神奇、最聪明的乳汁里怎么会缺少维生素D呢？"我疑惑道。

南说，这是目前发现的母乳的唯一缺陷——维生素D的含量较低，不能完全满足宝宝的生长需求，所以要及时补充维生素D。

"我们的皮肤不是通过晒太阳就能合成维生素D吗？"我又质疑道。

我想，这可能是人类以前的居住条件简陋，宝宝一出生就能晒着太阳，皮肤在晒太阳的过程中就能自动合成生长所需的维生素D，所以不必依赖妈妈的乳汁来获取，于是妈妈的乳汁里才没含有足量的维生素D。如今，生活条件出现了质的改变，人们住在遮蔽良好的房间里，宝宝缺少晒太阳的机会，维生素D的摄取自然不够用。

南说，皮肤科医生不建议新生儿过度晒太阳。宝宝的皮肤稚嫩，很容易被太阳光灼伤，这会大大增加宝宝将来罹患皮肤癌的风险。因此很多父母即使意识到宝宝需要晒太阳，也心存疑虑。但大多数医生建议新生儿应该适当进行户外活动、晒晒太阳，只要不是在烈日下暴晒就行。可以选择在早晨或下午太阳斜照时，晒太阳时注意遮挡住宝宝的眼睛，不要让阳光直射宝宝眼睛就行。每次晒10～20分钟，每天晒两三次就足够了。

"那从明天起，我们也抱成成每天晒晒太阳。"我赶紧建议道。

买书与奶爸大进阶

家里有很多关于孕期的书，但关于宝宝成长的育儿书籍还没有。关于买什么样的育儿书，南又给我科普了一下。

南说，医学教科书每一版之间的改动很大。因为医学进步很快，有些以前被认为是错误的理论很有可能在下一版书里得到"平反"，而有些以前一直认为是对的理论，则可能被推翻，所以最好是看最新版的教材。

事实是：可能会被推翻的毕竟是少数，它们多是一些对新兴领域的探索性认知，而对于一般的理论知识，通常不容易被推翻。

我想，我们只要遵循当今的主流认知，用最新的理论知识来武装自己就行了。而孩子的反应是最好的试金石，通过对孩子身体的观察做出正确的判断，做到"自己的孩子自己养"。

人体不仅是一个精密又复杂的系统，而且还存在着非常大的个体差异，所以在育儿过程中，爸爸妈妈对自己宝宝的观察和判断是非常重要的。它和专业的育儿知识一起，如同我们的"育儿双翼"。

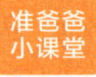
准爸爸小课堂

细说凯格尔运动

一、遭遇产后尿失禁的尴尬

产后最大的尴尬莫过于尿失禁了。南在产后很快发现，有时候打一个喷嚏或是大笑，都会发生不自觉的漏尿。这种"压力性尿失禁"是由于在分娩过程中整个产道肌肉被极度拉伸所致。女性的尿道括约肌同时围绕着尿道和阴道，它是同一块肌肉。分娩过程中，阴道被极度扩张，括约肌松弛势必会影响尿道口的紧闭功能，而且女性的尿道又短又直，更容易发生漏尿。有的孕妈妈在孕晚期就由于产道肌肉的天然松弛而发生漏尿。还有膀胱和骨盆器官在分娩过程中被挤压移位也是导致漏尿的诱因。坏消息是：它可能不会是一个"暂时的烦恼"。因为肌肉恢复弹性、膀胱和骨盆器官回复到原来的位置都需要时间。一般漏尿会持续3～6个月甚至更长时间。

二、凯格尔运动——锻炼盆底肌的好帮手

无论是产后尿失禁还是产后阴道松弛，凯格尔运动都能改善。

孕期，孕妈妈坚持做凯格尔运动可以锻炼整个盆底肌，这不仅有助于预防孕晚期可能出现的漏尿，还有助于促进分娩——让孕妈妈更好地用力、更好地放松。而产后坚持做凯格尔运动，不仅能大大缩短漏尿的持续时间，还能让松弛的阴道恢复紧致状态。

三、怎样做凯格尔运动

❶ 定时做的效果比随意做好

一提起凯格尔运动，很多宝妈可能会想到它是随时随地都可以做的运动，因而不会专门安排运动时间。然而，就像定时吃饭会改善胃肠道的消化功能一样，定时运动的效果也比随意运动的效果好很多。因为人体自有一套天然精密的生物钟系统，当我们做到定时运动时，它就能够恰到好处地提前将整个身体系统调整到最佳运动状态，以让我们获得最好的运动效果。而且，定时做运动更容易养成运动习惯。因此推荐在早上或下午的某个固定时间段里做凯格尔运动。

❷ 找到适合自己的最佳运动姿势

做凯格尔运动可以躺着做，也可以坐着、蹲着、站着做。在孕晚期，坐着或躺着做最合适；产后，所有姿势都可以尝试。坚持几天或是一周，然后对比身体的感觉和运动效果，找出感觉最舒适又最有效的姿势，它就是适合自己的最佳运动姿势了。如果选择坐姿，还可以尝试坐在马桶上做，让整个盆底肌像解小便时那样完全放松，这有助于达到最佳运动效果。

❸ 体验盆底肌的"爬楼式+向心式"收紧和"波浪式"放松的感觉

为了更好地理解和体会这种感觉，我们先来了解一下盆底肌的精密构造。

盆底肌是一组肌群。当我们收缩盆底肌时，整个肌群都会紧缩。在做凯格尔运动时，整个肌群由下到上、由浅到深、由外到里地紧缩。

收紧盆底肌的做法是：先深吸一口气，立即憋气用力收缩盆底肌群，继续用力"往上、往里"收紧——这时便能够感觉到肌群的收缩范围已经"向上爬了一层和向中心跃进了一步"，整个阴道和尿道都有紧闭感——用力紧缩3～5秒。呼气，放松2～6秒，接着做下一次收紧。在每一次收紧时，两手掌还可以跟着肌群收缩的节奏同步握拳，以帮助用力，即当肌群收缩到中心点时，拳头也握到最紧。

每天做100个。可以一次做满100个，也可以分2～3次做满100个。如果发现盆底肌有酸痛感，则减为隔天做100个，以让肌肉得到充分的休息，或是每天做50～80个也可以。

每次做完计划的运动量后，彻底放松盆底肌。

放松的方法是：自然呼吸，并有意识地让盆底肌从中心点向下、向外放松。这时能感觉到盆底肌从中心点向下、向外，就像波浪一样放射状地放松。一个放松的波浪到底后，另一个放松的波浪又接着从中心点出发。通常，四五个放松波浪后，整个盆底肌就彻底放松了。然后，坐着用手轻拍大腿肌肉、大腿根部、小腹以及会阴区；接着站起来轻拍臀肌。这样全部肌肉都放松了，整个凯格尔运动也就做完了。

四、男人的凯格尔运动

男性的盆底肌和女性的盆底肌基本一样，唯一的区别是尿道括约肌。男性由于射精管和尿道是同一条管道，所以只有尿道括约肌，而女性则是尿道和阴道共用一块括约肌。因此，无论男女，做凯格尔运动都能增强整个盆底肌的力量。男性做凯格尔运动还能提高射精阈值，延长性生活的时间。

男性做凯格尔运动推荐用站姿。因为男性是站着解小便，这是男性身体在收缩尿道括约肌时最天然的姿势。做法是：两脚分开与肩同宽，两手自然下垂。用力收紧盆底肌时，两手可以握拳帮着用力。每天可做30～50个，每一个都用力紧缩到极限。

在用力紧缩到极限时,注意不要过度憋气,以免影响身体供血供氧,导致头晕等。所以,每次憋气用力的时间和运动量都要根据自己的身体情况量力而行。

PART 5 新生儿护理

奶爸养成记

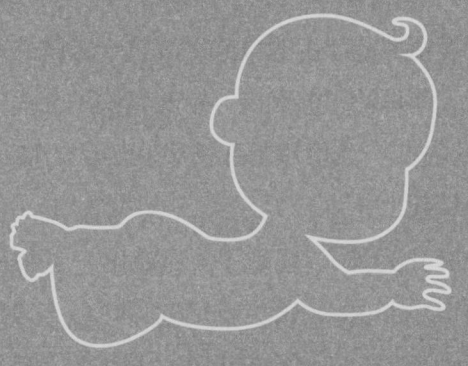

1 千万别给宝宝提捏鼻梁，但可以理耳朵

错一半、对一半的经验

奶奶的"蜡烛包"没有捆成，又把爱的目光聚焦在成成的小鼻子和小耳朵上。奶奶说："成成鼻子看起来塌得很，要趁现在给她捏捏，以后鼻梁才能长高。耳朵也要理理，现在不理，以后长大了就是个卷耳朵，丑得很。"

经她这一提醒，我和南才发现：成成的小鼻子的确是塌塌鼻，一点儿挺拔的鼻梁也没有；耳轮看起来和她的小鼻子一样——趴趴地快要紧贴耳舟了。

"捏鼻子、理耳朵"这一育儿经验，指的是：只需常常轻捏宝宝的鼻梁往上提，就能慢慢地把宝宝的鼻梁提高，长大就是高鼻梁。大多数宝宝，在出生时都是卷耳朵，即耳轮不够挺拔，卷曲着快贴上耳舟了。不时轻捏宝宝的耳轮将它往上"翻立翻立"，就像扶起那被风吹倒伏的秧苗，慢慢地，就能拥有又挺拔又圆润的漂亮耳朵了。

以上育儿经验，"捏鼻子"是错的，这样做有可能损伤宝宝的鼻骨；"理耳朵"是可以的，这样做能刺激耳部神经。因为耳郭软骨在出生后一个半月的发育中，的确是有着很强的可塑性，但得戴耳郭矫正器才能取得最好的效果。

宝宝长大后鼻梁增高，是自然生长的结果

"宝宝怎么哭了呢？"前来查房的护士问道。

"刚刚给她捏鼻梁、理耳朵……就哭了……"

"捏鼻梁？"护士一脸疑惑。

"好好的，为什么要捏她的鼻梁呢，这多危险呀！"

护士听完我的讲述，看了看我，看了看南，说道："你们俩的鼻梁都不高呀。"再看了看奶奶，又道："奶奶鼻梁也不高呀。"

"……那你们怎么会觉得宝宝的鼻梁不够高呢？再说，宝宝的鼻梁都还没有往上长呢，鼻骨和身体骨骼一样都是慢慢生长的，它可不像耳朵那样，长到两三岁时就能基本定型。**它得等宝宝的囟门闭合以后，和身体骨骼一起，迎来第一个快速生长期，这时宝宝的鼻梁才会慢慢长起来**……'女大十八变'，面骨、鼻骨一直要到青春期后才能慢慢定型，而随着鼻骨的生长，鼻梁自然看起来就高了，它可不是你们现在提捏的结果……现在宝宝的皮肤、骨骼娇嫩，鼻腔里面含有大量的毛细血管，经得住你们大人去捏吗？任何损伤都可能引起感染，这多危险！"

护士一边说一边注意到成成那红红的小鼻尖儿，这才知道，原来是被我们大人给捏的。

鼻梁的高低是由基因决定的

我们平常所说的鼻梁，指的是从鼻根到鼻尖的整个鼻背，但它其实是由两部分组成的。一部分是鼻骨，即鼻根的部分，它是硬骨，长度约占整个鼻背的三分之一；剩下的部分是由软骨构成的，从鼻骨末端一直延伸到鼻尖。

鼻梁的高低差异，是由于不同种族的人群，长期生活在不同纬度的地区，面对着不同的气候环境，逐渐进化而形成的。从目前的分布看，越是生活在高纬度地区的人，鼻子越高挺，越是生活在赤道附近的人，鼻子则越是扁平，而不符合这一规律的则多是种族迁徙与种族融合的结果。之所以形成这样的进化差异，是因为鼻腔具有适应温度、湿度的重要功能。

鼻腔黏膜能给空气增湿、增热，这是人体为避免干冷的空气直接进入肺部而进化的重要功能。狭窄而长的鼻腔能对干冷的空气充分加湿、加热，所以高纬度地区的人在长期进化中逐渐形成了狭窄而长的鼻腔，体现在鼻子外形上，就是高挺、修长的俊鼻梁；相反，生活在赤道附近的人，那里空气温暖潮湿，需要宽大而短的鼻腔来弱化"增湿、加热"的功能，于是便有了宽大而短的鼻腔，也就是外表看起来扁平、矮塌的塌鼻子了。

显然，我和南都属于适应南方热带气候的塌塌鼻人群。

给宝宝提捏鼻梁的危害

我又更深入细致地了解到给宝宝提捏鼻梁的危害。

一是容易导致宝宝感染呼吸道疾病。 鼻腔内的血管非常丰富，宝宝的鼻梁稚嫩，还不能有效地保护鼻腔内的血管组织，这时用外力反复捏宝宝的鼻梁，就容易导致鼻腔内的血管充血，损伤鼻腔黏膜，进而降低宝宝鼻腔对病菌的防御能力，感染呼吸道疾病。

二是导致宝宝患中耳炎。 鼻腔通过咽喉、咽鼓管与中耳相连，如果鼻腔感染了病菌，病菌很容易侵入中耳，导致中耳炎。而且，如果在给宝宝捏鼻梁时不慎将鼻腔中的分泌物捏进了中耳道，也可能导致中耳炎。

三是导致宝宝对眼，俗称斗鸡眼。 在给宝宝捏鼻子的时候，宝宝可能会下意识地盯着大人的手。宝宝刚出生的头一两个月只能看清距离眼睛40厘米内的物体。大概就是妈妈喂奶时，宝宝的眼睛能看清楚妈妈的脸。在给宝宝捏鼻子时，大人的手便成了宝宝眼前的近距离注视物，如果宝宝长时间盯着，就容易导致"对眼"。虽然我们每次给宝宝捏鼻子的时间不长，但叠加起来也不短。

所以，绝不能再给孩子提捏鼻子。

护士细看了看成成的耳朵，再看了看我和南的，说道："这哪是什么卷耳朵，分明就像爸爸的耳朵嘛。"引得大伙儿哄然一笑。

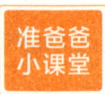

新手爸妈需要牢记的带娃安全知识

一、宝宝睡觉不需要用枕头

3个月前，宝宝的脊柱还是直的。在平躺时，宝宝的背和后脑勺在同一个平面上，因而不枕枕头睡觉，也不会像大人那样发生肩颈肌肉持续紧张而"落枕"的情况。并且，宝宝现在的身体比例是脑袋比较大，几乎与肩同宽，即使侧卧着睡，也不会发生"落枕"。所以宝宝睡觉时完全不需要枕头，如果睡枕头，反而会影响呼吸。有的宝宝容易吐奶，可以用毛巾折叠一两层来代替枕头。

那什么时候给宝宝睡枕头呢？

我们先来看宝宝脊柱的生长特点：在宝宝出生时，脊柱无弯曲，仅有微微的后凸；到3个月左右，随着宝宝出现频繁的抬头动作，脊柱开始有了第一个自然弯曲，即"颈椎前凸"；6个月后，随着宝宝有了坐姿，便有了第二个自然弯曲"胸椎后凸"；到1岁左右，宝宝开始行走了，第三个自然弯曲"腰椎前凸"也就形成了；六七岁时这三个自然弯曲才基本固定。因此，从理论上讲，只有宝宝的颈椎出现前凸后才有睡枕头的必要，但考虑到宝宝的另外两个脊柱弯曲还没有形成，所以3个月后，可以用毛巾折叠一两层来代替枕头。

二、仰卧是宝宝的安全睡姿

仰卧是人体躺下休息的天然姿势，也是最能让身体放松的姿势；同时，仰卧还是新生儿最安全的睡姿。研究表明，新生儿的睡姿与婴儿猝死发生率存在着密切关系。半岁以内，俯卧的睡姿会显著增加婴儿猝死发生率，而仰卧的睡姿则能显著降低婴儿猝死发生率。尽管从理论上讲，俯卧并不会增加心肺压力，但我们的肌肉已经习惯于仰卧的放松方式了，换言之，符合身体自然规律的，才是最好的。因此，建议一岁以内的宝宝都采用仰卧的睡姿。

宝宝一般很难保持侧卧，他们很快会从侧卧转为仰卧。

还要注意不要让宝宝躺在松软的床垫、沙发等上面，这不仅不利于宝宝脊柱的健康成长，还可能影响口鼻的呼吸顺畅，甚至造成窒息。同时，还要防止毛绒玩具或是其他柔软的填充物紧贴或压着宝宝的口鼻，以免造成危险。

三、保护好宝宝的囟门

囟门指婴幼儿颅骨结合不紧所形成的颅骨间隙，有前囟和后囟之分。一般说的囟门是指宝宝的前囟，因为前囟较大，要到宝宝1岁至1岁半才闭合。

说起要保护好宝宝的囟门，第一反应多是"不能碰囟门"。事实上，囟门远没有我们想象的那样脆弱。囟门是宝宝颅骨的骨缝间填充的一层纤维组织膜，并不是我们想象的那样只是一层头皮。当然，它也没有颅骨那么坚硬，所以还远不够强大，需要爸爸妈妈小心呵护。

总体来说，呵护囟门要注意这三点：一是给宝宝洗头时，可以正常清洗囟门处的皮肤，但动作要轻柔，不要用力反复擦洗囟门。二是不要频繁地摸宝宝的囟门，也不要用硬的、热的或冰的东西去接触囟门。三是外出时，注意头部防风、保暖、防晒。春夏时，戴上舒适透气的遮阳帽；秋冬时，戴上厚一点的帽子。

四、抱宝宝时不能摇晃幅度过大

我们都知道，当宝宝哭闹时，抱着轻轻摇一摇，宝宝就能很快停止哭闹。这里的摇就像摇篮一般，带给宝宝晃晃悠悠的舒缓和安慰。轻轻摇晃对宝宝来说是安全的，但要避免大幅度地晃抖宝宝。习惯性地一抱着宝宝就晃抖，这会造成宝宝在心理上对晃抖的依赖，频繁晃抖还会对身体造成不良影响。晃抖的幅度过大会造成物理伤害，导致颅内压升高，甚至造成脑组织损伤，危及生命。

五、注意保护好宝宝的颈部

除了宝宝的头部，宝宝的颈部也需要爸爸妈妈的小心呵护。"宝宝能立起脖子了"——这是宝宝的身体运动能力向前迈进的标志。在此之前，宝宝的脖子还很脆弱，不仅力量小，不能支立头部，也容易受伤，因此需要新手爸妈小心呵护。一是在抱起宝宝时，一定要用一只手稳稳地托住宝宝的头和颈部，一定不能只托着头或肩，让宝宝的脖子独立支撑着头部，这可能会造成颈部肌肉拉伤或是脊柱受损；二是在抱着宝宝时，无论是将宝宝的头枕在臂弯里，还是稳稳地托在手掌里，一定要保持宝宝的头部平稳，避免宝宝的头来回晃动；三是在竖抱时，一定要托住宝宝的头和颈部，并且对于小婴儿来说，不宜竖抱太早、太久。

六、宝宝其实很怕热

事实上，宝宝并不像我们认为的那样怕冷。足月出生的健康宝宝，身体的体温调节机制已经形成，但要到1岁以后才能发育健全，因而宝宝在过热或过冷的环境中都很难调节自己的体温。小宝宝体表面积相对较大（新生儿的体表面积与体重之比是成人的2倍），皮下脂肪层薄，身体更容易散热，所以小婴儿的保暖很重要。通常情况下，只需要让宝宝比大人稍稍多穿一层衣服就够了。

尽管宝宝的皮下脂肪层薄，但已经足够御寒了。尤其是帮助新生儿维持体温的棕色脂肪——它们具有将白色脂肪转换成身体能量的重要功能。那些冬眠的动物身上就有很多这种棕色脂肪来帮助维持体温。这些棕色脂肪有助于新生儿御寒。

适宜宝宝的温度和湿度，就是爸妈感觉到舒适的温度和湿度（但不能以老人的感觉为准，老人的新陈代谢慢，更怕冷，老人觉得舒适的温度，对于宝宝来说就有些热了）。一般来说，冬天室温21℃、湿度50%最舒适，夏天室温25～26℃、湿度50%最舒适。还要注意夏天开空调时，应将空调设定在一个恒定的温度，避免室温时高时低，也要避免设定的温度太低。冬天，如果使用加湿器，则要注意给加湿器清洁消毒，以防二次污染。

需要注意的是，早产儿和出生时体重不足2.5千克的宝宝，他们身体的体温调节机制还没有完全形成，适宜的温度、湿度对他们来说更重要。

2 新生儿抚触好处多

上午11：30，护士来给成成做抚触。

新生儿抚触，有助于刺激生长激素的分泌，让宝宝生长发育得更好，还有助于增强宝宝的消化能力、减少哭闹、促进睡眠等。爸爸妈妈给宝宝做抚触，肌肤之亲还能增进亲子感情交流呢。

手把手教新生儿抚触

第一步：抚触前的准备工作。 解开宝宝的小衣服，把两只小手从袖子里拿出来，再打开纸尿裤，并在自己的两个手掌上抹上婴儿油。

第二步：从小脑袋开始。 抚触额头：两手捧住宝宝的头，两拇指交替分别从宝宝的眉心向上画抛物线，抚过额头，抚触3次。接着抚触眉毛：两拇指同时顺着眉毛，从眉头到两边，各抚触3次。然后抚触头顶：两手掌同时一左一右地从宝宝的额头往上抚触，顺着头顶抚触到后脑勺，再由后脑勺往下经过耳朵后面，再往下，顺着下颌线抚触下巴；抚触3次。

第三步：抚触肚子。 两手掌交替，顺时针用手掌绕着肚脐轻轻抚触宝宝的肚子，抚触3圈。

第四步：抚触四肢。 先从抚触胳膊、小手开始。两手配合，一手轻轻拉住宝宝的小手，一手轻握着胳膊，从大臂到前臂，一路顺着捋下来，当捋到小手时，便顺溜着从手心一直轻捏到手指。同时另一只手轻轻握住小手腕以防止宝宝的手乱动。接着换另一只手抚触。胳膊、小手各抚触3次。

手心的触觉敏锐，可以多抚触几次。

抚触下肢的手法和上肢一样，即从大腿根一路顺着捋下来，直到小脚丫。在抚触小脚丫时，一手握住宝宝的脚踝，不让小脚丫乱动，一手握住小脚丫，用手掌托护住脚背，拇指按压足底。从足跟到足心，再从足心到脚趾。宝宝的五个小脚趾紧紧蜷曲着，这是小脚丫的条件反射，不能强行掰开。

第五步：翻身。 宝宝的颈部还十分稚嫩，需要特别小心。

先用两手轻轻地捧起小脑袋，稍稍抬高一点，两手配合，稳稳地托住宝宝的后颈、小脑袋和后背，用手腕的力量翻转上身，再顺势将小腿小脚也一起翻转过来。这样宝宝就从仰卧变为俯卧了。

第六步：抚触背。 先来3个大滑溜。两手掌并拢，从宝宝的后脑勺沿着颈部滑到肩，再从肩滑到背，再到屁股、小脚丫。顺便捏捏小腿、小脚丫。

再来3个小滑溜。两手掌分开，从宝宝的背横向滑，就像两把大梳子分别向两边梳理头发一样。手掌的力量侧重在前掌上,即用前掌滑溜着抚触。滑到小屁股,可以顺势捏捏宝宝的小屁股。

3个大滑溜加3个小滑溜,宝宝的背、小屁股的抚触就算完成了。

再将宝宝翻转过来,穿上纸尿裤和衣服,这就大功告成了。

准爸爸
小课堂

新手爸妈需要学会的带娃技巧(一)

除了正确的抱娃姿势,新手爸妈还应在第一时间里学会哪些带娃技巧呢?

一、正确的哺乳姿势

❶ 经典怀抱式

这是最自然、最省力的抱娃姿势。用一只手的臂弯环着宝宝的头,同时前臂和手掌托搂住宝宝的肩背和小屁股,让宝宝面对面地贴在妈妈的胸前,头和小身体呈一条直线;而妈妈的另一只手就可以空出来把住乳房,食指放在乳房根部,大拇指放在乳房上,用乳头逗引宝宝的小嘴儿,让宝宝正确地含住吸吮。妈妈还可以放一个垫子在腿上,或是用脚蹬垫高双腿,使手臂得到支撑,这样就更省力了。这种抱姿也叫"摇篮式抱姿"。

❷ 平躺式

妈妈宽大的胸腹就像一片温暖又柔软的大草坪,宝宝躺在上面美滋滋地吸吮着妈妈的乳汁,甭提有多惬意了!妈妈可以靠在床上和沙发上,也可以平躺,让宝宝面对面地贴在自己的肚子上。当宝宝的小嘴靠近妈妈的乳头时,他自然就知道含住吸吮了。妈妈也可以帮助他含住乳头。

❸ 侧躺式

夜里喂奶或睡前喂奶时,侧躺式是最轻松的方式。妈妈侧躺着,宝宝也侧躺着,他的小肚子贴着妈妈的肚子,头枕在妈妈的胳膊上;妈妈则用臂弯、前臂和手掌侧搂住宝宝,这样宝宝的小嘴恰好能够着妈妈的乳头。

二、判断宝宝的吸奶姿势是否正确

宝宝正确的含接姿势：宝宝的嘴张得很大，下唇往外翻，整个小嘴像鱼唇一样吸住妈妈的乳头及大部分乳晕；宝宝的舌头像勺子一样托住妈妈的下部乳晕，而上部乳晕则包含在口腔上方。宝宝的吸吮动作缓慢有力，面颊像充气的球一样高高鼓起，有时，吸吮会突然暂停。妈妈不仅能看到宝宝的吞咽，还能听到咕咕的吞咽声。

在宝宝正确吸吮后，妈妈应检查一下宝宝的小鼻子是不是紧贴住了妈妈的乳房，如果紧贴住了，则要用手指轻轻按按乳房，以让宝宝的呼吸空间"足够宽敞"。

三、读懂宝宝的哭声及身体语言

在宝宝还不会说话之前，他们的哭声和动作就是他们的语言，所以新手爸妈如果能读懂宝宝的哭声及身体语言，就相当于听懂了宝宝的话，知道宝宝的需求了。

❶ 饿了时

哭声洪亮，断断续续，一直到喝上奶或把自己哭累睡着了。宝宝的小嘴有觅食动作，小手急躁地挥舞。

❷ 尿了、拉臭了，小屁股不舒服了

哭声有可能很剧烈，也可能只是哼哼唧唧地小哭几声，并伴有蹬腿动作，但不会一直哭泣。

❸ 想要抱时

哼哼地小哭几声，并伴随着烦躁地挥拳蹬腿，但一般又会很快睡着。

❹ 身体哪儿疼了

无缘无故地突然大哭，哭声剧烈。这是因为身体的疼痛超出了宝宝的忍耐力。如果宝宝一天有几次这样无缘无故的大哭，新手爸妈一定要注意了，仔细查看宝宝的身体有没有什么异样，如发热、红肿，或是厌奶、乏力、大小便异常等。如果有，则要及时就医。

要注意的是，每个宝宝都有他"特立独行"的个性，所以上面的描述只是一般情况，新手爸妈还要不断总结经验，熟悉宝宝的个性，这样才能真正理解宝宝的需求。

四、学会给宝宝穿衣服、换尿布

❶ 穿衣服

两个要点：一是先把衣服打开，平放在床上，再把宝宝放在衣服上；二是轻轻将宝宝的小手、小腿伸入袖口、裤腿中，再把自己的手伸进袖口、裤腿中，将宝宝的小手、小脚拉出来。最后系上衣带或扣子就行了。

❷ 换尿布

五个步骤：一垫；二解；三擦；四换；五捆。

一垫：先在宝宝的屁股下垫一块隔尿垫，以防在换尿布时发生侧漏，弄脏床单。因为尿布台一般爸妈都不会置备，多数是在床上给宝宝换尿布。

二解：解开尿布。在解尿布时，用上部未被弄脏的尿布简单地把粘在宝宝小屁股上的尿液和臭臭轻轻擦拭干净，然后握着宝宝的脚踝往上轻提，以抬起小屁股，就可以把尿布拉出来了。

三擦：用婴儿湿巾或温水将宝宝的小屁股擦拭干净。注意擦拭的力度要轻柔，从前往后擦拭，不能来回擦。在给男宝宝擦屁股时，注意清洁睾丸下面的皮肤皱褶区，那儿最容易藏污纳垢。

四换：换上干净的尿布。握着宝宝的脚踝往上轻提，将叠好的尿布一头铺到宝宝的屁股下，目测齐腰，然后拉另一头，将尿布包好宝宝的小屁股后，再轻轻按住。也可以先铺好尿布，再把宝宝放在尿布上。

五捆：用尿布带将尿布前后捆紧、固定。将尿布带置于尿布下，并分别从带子的两头顺着尿布往上拉到合适的位置，捆好就行了。如果是先铺好尿布，再把宝宝放在尿布上，则先把尿布带放在尿布下就行了。不推荐使用别针，容易扎伤手，也可能扎伤宝宝。

在换尿布时有几点注意事项应掌握。

首先，把所有的东西都准备在手边了再开始换尿布。

其次，掌握好尿布的宽度和厚度。一般的方形尿布可以折四叠，也就是折成四层后的宽度和厚度正好合适。不要太宽，会妨碍宝宝大腿的自然并拢；也不要太窄，会兜不住臭臭。一般的纱布尿片，四层的厚度就够了。

最后，换尿布是一个很好的和宝宝愉快交流的机会。不仅可以和宝宝亲切地说话、交流眼神，还可以哼哼儿歌。

❸ 换纸尿裤

换纸尿裤比换尿布要简单多了，步骤一样，把尿布换作纸尿裤就行了。但也有一些需要特别注意的地方。

两个要点：一是打开新的纸尿裤时，要把内侧的立体护围直立起来，给宝宝穿好纸尿裤后，立体护围是紧紧地贴住宝宝的大腿根的；二是纸尿裤的松紧以肚皮和纸尿裤之间能伸入一个指头为宜。

需要强调的是，纸尿裤也要勤换。用尿布时不能偷懒，宝宝一尿就得立即更换。而纸尿裤吸水能力强，一个纸尿裤能容纳好几泡尿。但如果尿液积累过多，纸尿裤的微环境会变得湿热，导致宝宝得红屁股。过分膨胀的纸尿裤也会影响宝宝双腿的自然并拢。因此，不用等尿显条完全变色了才更换，在变色达到70%~80%时就可以换了。也可以用手捏捏，如果里面已经成坨了，也就该换了。

五、学会给宝宝测体温

体温是人体的健康风向标。宝宝无故哭闹或表现出厌奶、乏力时，第一时间就要测宝宝的体温是否正常。

❶ 体温计的选择

目前，除了传统水银体温计，还有电子体温计、红外线体温计。

传统水银体温计可以测量腋下、口腔（舌下）和肛门这三个部位，准确性最高。电子体温计有腋下电子体温计和口腔电子体温计。额温枪是用红外线探测额头的温度。耳温枪是用红外线探测耳内鼓膜的温度，但一般只用于6个月以上的宝宝，因为6个月以下的宝宝的耳孔直径太小，不便于测量。

传统水银体温计不需要电池，便捷易用，准确性最高，但有安全隐患。电子体温计的准确性接近水银体温计，而且安全性高。不建议使用额温枪，因为它只适用于对精度要求不太高，需要快速测温的场合。而耳温枪需要有一定的操作经验，否则误差较大，也不建议新手爸妈使用。

❷ 体温计的使用

①水银体温计

测温前先将温度计内的水银柱甩到刻度35℃以下，再将测量端的金属头夹在宝宝的腋下，帮助宝宝夹紧胳膊，让金属头紧贴着腋下皮肤，以保证测量精度。如果宝宝腋下有汗，要先用毛巾将汗液擦干。5分钟后取出读数。37℃以下为正常。

②电子体温计

使用方法与水银体温计类似。使用前应仔细阅读说明，因为每一种电子体温计的使用方法可能不尽相同。

宝宝刚吃完奶或是哭闹后不宜立即测量体温，等待25~30分钟后再测量。因为吃完奶或是哭闹后，宝宝的体温会暂时升高，从而影响测量结果。

六、必知日常护理

❶ 洗脸

宝宝也需要每天洗脸，特别是眼睛、面颊、耳朵的清洁。用温热的湿毛巾先清洁眼睛分泌物。在清洁眼角时，一定要记住往外擦拭。在清洁耳朵时，除了要轻轻擦拭耳道口和外耳，也别忘了清洁耳背。

❷ 剪指甲

宝宝的指甲每周能长约0.7毫米，所以每周至少要修剪1次。否则，长指甲会挠伤宝宝娇嫩的肌肤，有可能引起感染。

首先，要选对工具。婴儿指甲剪或婴儿指甲小剪刀都可以，婴儿指甲剪有专门的防夹肉底托，而婴儿指甲小剪刀的刀刃短而薄，这样在剪指甲时能看清宝宝的指甲，不会误剪到肉。电动磨甲刀不太好操作，宝宝的指甲较软，不易剪掉。

其次，修剪方法也有小技巧。一是要先剪指甲的中间，再剪指甲的两边，并将边角修剪圆润。剪完后，顺着新剪的指甲头摸一圈，如果发现有小尖角、小毛刺，则须用指甲锉轻轻磨平，直到不再划手为止。二是指甲不宜剪得过短，这会让紧挨指甲头的皮肤失去保护。从侧面看，指甲和指头平齐，也就是留有0.8~1毫米是适合的。还要注意不要把边角剪得过深。过深会让边角处长出的新指甲嵌到肉里，形成嵌甲，不仅会产生刺痛感，还可能导致甲沟炎。三是不要一下捏着三四个指头一起剪，一次只捏住一个指头，一个一个地剪。

最后，剪指甲的时机也很重要。最好选择宝宝吃奶或睡觉时，这时宝宝不会乱挥舞小手，爸妈才能"慢工出细活"。

还有两个指甲护理小技巧：一是当宝宝的指甲缝里有脏东西时，一定不要用牙签之类的尖物去挑；正确的方法是用清水冲洗，同时用软毛牙刷顺着指甲缝刷，一般刷几下就能刷干净了。二是当长了"倒刺"时，一定不能撕扯，而要用指甲刀将它齐根剪断。

> **❸ 不能给宝宝掏耳朵**
>
> 新手爸妈一定要记住，绝不能自作聪明地去给宝宝掏耳朵。宝宝的耳道平直，而且较短，给宝宝掏耳朵很容易伤及鼓膜。同时，宝宝的耳道小，皮肤黏膜又非常娇嫩，掏耳朵容易导致局部损伤，引发感染。

3 新生儿的肚脐护理和听力筛查

肚脐护理

护士来给成成做肚脐护理了。肚脐愈合得很好，已经开始结痂了，没有任何发红感染的倾向。护士用棉签蘸着医用酒精在肚脐周围小心翼翼地抹了两圈。叮嘱道，**肚脐残根会在2周左右脱落，而在脱落前须每天用浓度为75%的医用酒精给肚脐消毒一次，并保持肚脐干燥。**在擦抹医用酒精时，轻轻将棉签探入肚脐的根部，绕着残根涂抹两圈就可以了。

还有一些肚脐护理的注意事项需要留意。

一是给宝宝穿尿布或纸尿裤时，尿布或纸尿裤的高度应该超过肚脐，即盖住肚脐，这对肚脐是一个良好的保护，以防不小心摩擦肚脐残根，造成伤害。

二是在残根脱落前，可以将宝宝泡在澡盆里洗澡，这并不会增加肚脐感染的风险。只是洗完澡后，须给肚脐消毒一次，即先用棉签将肚脐上的水蘸干，然后再涂抹医用酒精。如果觉得不放心，也可以用温湿的毛巾给宝宝擦浴，直到肚脐残根脱落后一周，肚脐也就完全长好了，便可以放心地泡在澡盆里洗澡了。

三是如果肚脐周围发生了红肿，并有大量的液体渗出，则必须带宝宝及时就医。有时，脐窝里可能会渗出少量的清亮液体，或是淡黄色的黏稠液体。如果没有红肿、化脓、异味等感染症状，则可以观察几天，坚持每天消毒，并用棉签将渗出的液体蘸干，以保持肚脐干燥，一般都可自行好转。

四是肚脐残根脱落后，继续消毒2~3天，以巩固肚脐愈合的程度。

听力筛查

新生儿听力筛查，是为了防止有听力障碍的宝宝因为晚发现而延误了最佳治疗时机。研究发现，患有听力障碍的宝宝，越早治疗，疗效越好。

患有听力障碍的宝宝，如果在语言发育关键期得不到正常的语言刺激，则有可能影响宝宝大脑语言功能区的发育，从而造成因聋致哑的严重后果。

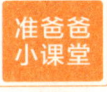

新手爸妈需要学会的带娃技巧（二）
——怎样给宝宝洗澡

一、几天给宝宝洗一次澡

医院的建议是每周洗澡2~3次。频繁洗澡会导致宝宝皮肤干燥，而且宝宝的身体也没有脏到必须一天洗一次的程度。只是出汗多、出油多、容易脏的地方，如皮肤褶皱处、腋窝、小屁股，需每天局部清洁，擦洗干净。

夏天出汗多，宝宝的皮肤细嫩，容易被汗水渍红，可以每天洗一次盆浴。洗完澡后做抚触，相当于给宝宝的皮肤额外地涂抹一层油，再加上宝宝的汗腺和皮脂腺分泌旺盛，所以一天洗一次澡，宝宝的皮肤是不会干燥的。

二、什么时间给宝宝洗澡

上午10点到下午4点是一天中"阳气盛"的时候。在这个时间段洗澡，宝宝不容易着凉。如果能自由安排时间，尽量选择这个时间段。

不能喂完奶就洗澡，至少要等1小时。因为宝宝刚吃完奶，身体的血液主要集中在消化系统里吸收营养。洗澡会让皮肤以及皮下毛细血管扩张，这会加快身体的血液循环,导致血液从消化系统中分流,从而影响消化功能,造成肠胃不适。

最好在中午吃完奶睡一觉起来洗澡,这时宝宝不饿,精神状态好,洗澡更容易成为一件快乐的事。洗完澡后做抚触,抚触完就吃奶,这又是非常好的奖励办法——洗完澡后有两件开心事在等着宝宝,宝宝就会越来越喜欢洗澡。

三、洗澡时的室温和水温

洗澡时室温24~26℃,水温38~40℃,以手臂内侧来试水温,不烫不凉为宜。

在夏天,如果空调温度设定在26℃,则洗澡时把空调关了,室内温度还能保持一段时间的25~26℃,正合适。在冬天,则可以在澡盆边放一个小太阳辅助保暖。如果使用浴霸,则提前开一段时间给浴室增温,洗澡时必须关上,以防浴霸的强光刺伤宝宝的眼睛。

四、洗澡的方法

❶ 保守的擦浴

一般认为,在脐带残根脱落前,除了宝宝的头部需用流水冲洗外,其他部位只擦浴,即用湿毛巾或湿海绵擦洗宝宝的身体。

❷ "大胆"的盆浴

其实,宝宝在出生后6小时就可以盆浴了。这时脐带的残根已经充分干燥,尽管还夹着脐带夹,但已经可以泡在水里洗澡了。洗完澡立即用75%医用酒精给脐带残根消毒,就不会发生感染。

五、洗澡的步骤

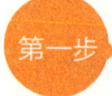 做好洗澡前的准备工作

在床上垫好大浴巾;提前准备好宝宝要穿的衣服、纸尿裤等;并让舒缓优美的音乐响起来。

沐浴时室温保持24~26℃,水温保持38~40℃。

第二步 开始洗澡

洗澡时间5~10分钟为宜，最好不要超过10分钟。

❶ 擦浴

①抱起宝宝，蹲在澡盆边，也可以坐在小凳上，用"橄榄球式"的抱姿让宝宝的身体自然平躺在大人的右腿上，左手托着宝宝的后脑勺和后颈，这样就把宝宝的小脑袋稳稳地托在澡盆的上方了。右手可以轻松地从澡盆里用毛巾拖着水给宝宝洗头。注意不让毛巾贴近宝宝的耳朵，以防耳朵进水。在洗头时，宝宝仍要穿着衣服和纸尿裤，以防着凉。

②洗完头后，将宝宝放在大浴巾上，用浴巾把宝宝头发擦干。然后脱去宝宝的衣服和纸尿裤，用浴巾包裹上，给宝宝擦浴。擦浴时要掌握好力度，因为拧得半干的湿毛巾的摩擦力比毛巾饱含着水时要大得多，所以必须掌握好力度，轻轻擦拭。擦洗身体时，只露出要擦洗的部位，其他部位用浴巾裹住。

③按从上到下的顺序擦洗：从脸到脖子，再到胸腹、手臂和小手，再到腹股沟、腿、小脚丫，最后是背和小屁股。在擦洗肚子时，要注意避开肚脐残根，只轻轻擦洗肚脐周围就行了。在擦洗背部时，可以不用给宝宝翻身，只须小心地给宝宝侧一下小身体就能擦洗到背部了。

❷ 盆浴

①同擦浴"①"。

②洗完头后，用湿毛巾给宝宝洗脸，接下来脱去宝宝的衣服，把宝宝放进澡盆。

③先让宝宝的小屁股或小脚丫"蘸"几下水以适应水温，让宝宝有泡澡的准备。否则被水突然"激"一下，会吓着宝宝。

④将宝宝坐躺在澡盆的浴床上，两腿跨着浴床下部凸起的圆润小丘，小身体就不会往下滑了。用手护住宝宝的后脑勺和脖项，这样宝宝就能稳稳地"坐"着了。水深能淹至小肚脐下面一点点最合适。

⑤用毛巾轻轻给宝宝擦洗身体——先从脖子开始洗，再到胸腹、腋窝、手臂和小手，再到腹股沟、小屁股、腿、小脚丫，最后洗背。也可以不按顺序，各处洗到就行了。颈下、腋窝、腘窝和腹肌沟是清洗重点。给

宝宝洗澡的目的主要是为了除汗濡，让皮肤清爽，只需用毛巾蘸着水轻轻顺着皮肤"拖洗拖洗"就行了，一定不要用力擦拭。

⑥洗完后，将宝宝抱起来，用大浴巾包裹好，擦干身上的水。

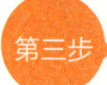 洗澡后的护理

❶ 肚脐护理。

详见"肚脐护理"（P132）。

❷ 抚触。

详见"手把手教新生儿抚触"（P126）。

六、清洗宝宝的私处要注意

在清洗男宝宝的私处时，除了要注意清洁睾丸皱褶区的皮肤外，还要注意龟头处的清洁。宝宝的包皮一般都比较长，紧紧地包裹着龟头，因而包皮分泌的皮脂不容易从外面清洗干净，它会不断堆积，并与尿液混合形成一种似豆腐渣一样的物质，即包皮垢。如果不及时清洁，会滋生细菌，引起感染。因此在洗澡时，可以用食指和拇指轻捏住包皮往根部的方向滑动，这样就能把包皮的里层翻出来，用毛巾拖着水将包皮垢轻轻擦洗掉。洗完后放开手，包皮就能自动复原，如果不能自动复原，要将包皮滑回复原，以防发生包皮嵌顿。需要注意的是，有的宝宝可能有先天性包皮粘连，即包皮内层与阴茎头粘连不可分离，这时包皮不能滑动。此时绝不能用大力去抻，这会导致宝宝疼痛甚至流血。

在清洁女宝宝的私处时，可以用手轻轻分开小阴唇，用毛巾拖着水轻轻地洗去分泌物就行了。注意一定不能过度清洗。如果发现女宝宝有阴唇粘连的情况，即小阴唇有一部分是相互粘连的，不能强行分开。一般来说，如果粘连的范围没有超过阴唇的一半，或是没有导致排尿困难、尿道感染，无须担心。随着宝宝发育成长，小阴唇就会自动分开。

七、需不需要使用婴儿沐浴露

婴儿沐浴露通常是洗护二合一的。一般建议一周用1次。因为汗液和油脂，它们和着灰尘粘在宝宝的皮肤上、头发上，只用清水不容易清洗干净，如果用力擦拭，反而会刺激宝宝娇嫩的肌肤，所以需要用婴儿沐浴露

或是婴儿香皂来帮忙。宝宝的皮肤稚嫩，不宜频繁使用，一周用一次最好。

其实，不用沐浴露也完全可以。给宝宝洗澡的目的，主要是为了防止汗濡"咬"伤宝宝娇嫩的皮肤，尤其是皮肤的皱褶处，而并不是因为宝宝的身上有多脏。对付宝宝身体、头发上的汗泥，清水和毛巾的轻轻擦拭就完全胜任。即使是宝宝拉臭臭的小屁股，也可以只用清水擦洗。

宝宝皮肤薄，与刺激物质接触时，会比大人更快、更容易发生过敏反应。沐浴露里的防腐剂苯氧乙醇容易侵入宝宝的皮肤引起过敏反应。此外，皮肤天然具有防御细菌微生物的功能，宝宝皮肤不需要沐浴露的抑菌功效。

一岁前，可以不用沐浴露。一岁后，当宝宝运动量增加，接触的环境更复杂，能玩出一身"臭汗"时，可以偶尔使用沐浴露来帮助清洁、杀菌。

如果使用了沐浴露，一定要注意将沐浴露清洗干净。

4 不拉胎便，急死爸妈

什么时候该拉胎便

宝宝出生第二天，也就是宝宝出生后的24小时内就应该排出黑绿色的胎便。胎便的正常排出，是宝宝消化功能正常的信号。如果宝宝消化功能不良，或是有消化道畸形，则可能导致胎便不能正常排出。

我一算时间，成成今天还没有拉胎便。

不拉胎便，急死爸妈

护士见我一脸着急，却说不用急，饱饱地多喂几顿奶，就应该会拉的。今天还没有拉，可能是奶还吃得不够。

听护士这么说，我才放下心来。

"那就得赶紧给娃喂奶。"我恨不得成成立即就吃得饱饱的，把胎便给"挤"出来。

我想，一定是宝宝睡觉的时间太多，吃奶的时间太少。上午，我看见她只含着妈妈的奶吃几口就睡着了。

南却说，成成每次吃奶并不都是真饿了，有时是渴了，有时是为了寻求安慰。她吃几口就睡着了，并不是真饿。再说，睡觉和吃奶是同等重要的。有时我们大人也会困得连饭都不想吃。这说明，当身体极度困乏时，它最需要的是睡觉而不是吃东西。

"不管怎么说，成成就是没吃够奶，才没有拉出胎便的。"我着急道。

"那也不能不让她睡觉呀。"南仍十分平静地保持立场。

正讨论着，成成自己醒来要吃奶。看见她饱饱地吃了一顿"下午茶"，我便欢喜地认为这次一定能拉出胎便了，却不料，第二顿"下午茶"成成又只吃了几口就睡着了。

两个多小时后，护士又来查问胎便，成成还没有拉。怎么办？

不拉胎便，就得"捅小屁眼儿"

对于我和南的两头主张，护士都不置可否，只说如果孩子吃着吃着就睡着了，可以视情况用奶将她拨弄醒，让她继续吃奶；若拨弄不醒，就让她先睡觉也行。又过了一会儿，护士见成成还没排胎便，便从衣兜里拿出一次性无菌医用棉签，还有婴儿油，原来是要给成成捅小屁眼儿。

我赶忙问需要什么品牌的婴儿油。护士说什么品牌的婴儿油都行，家里食用的花生油也可以（对花生过敏的宝宝不可以用花生油）。它的作用主要是作润滑剂。

护士一边往棉签头上浇满婴儿油，一边吩咐将孩子的纸尿裤打开，让小屁股侧着。护士一手轻轻按着小屁股，一手轻旋着棉签头试着轻轻往里面捅。先顺时针轻旋着一点一点地捅，捅进去一点后，再逆时针轻旋着返出来，然后又顺时针轻旋着捅进更深，再反旋回来……这样一次比一次更深，直到没过棉签头。这样连续捅四五次后，就看到棉签头上已经沾上了颜色越来越深的黑绿色胎便。

"看见胎便沾上面了吗？"护士拿着棉签说道："待会儿还拉得不多，就再捅一次。"

没等再捅一次，连续吃了三次奶后，成成便顺利地排出胎便，且分量完全达到了护士所说的"多"的标准。

一家人这才松了一口气。

5 吃着吃着睡着了，怎么办

"一定不能让成成只睡觉不吃奶了……"我非常坚定地主张道。

我也知道，不能强行把孩子弄醒，否则她可是要大哭抗议的。而这一哭自然就不能吃奶了，等再哄好时，可能又睡着了，岂不白折腾了一番。

可以试着用乳头轻轻地把孩子拨弄醒。这一招，南早就试验过了。可成成的"瞌睡虫"大着呢，根本弄不醒她。这可怎么办？

找准时机是关键

我发现了问题的关键："成成在睡觉时被弄醒，她才会大哭抗议，如果她嘴里含着妈妈的乳头时被弄醒，是不是反应会不一样？"

当孩子嘴里含着妈妈的乳头睡着时，把她弄醒，她会条件反射地继续吸吮乳汁；如果又睡着了，那就再把她弄醒。虽然吃吃停停，但也能不知不觉把小肚子给吃得饱饱的。小肚子吃饱了，自然就能把胎便赶出来了。

找对办法是关键

今天一早,我从家里带来一升多鲜榨苹果汁,南将它们一滴不剩地全喝了,这才发现苹果汁的发奶功效是一点也不比黄花菜汤差。现在,南的两侧乳房胀得厉害。那就准备给睡宝宝喂奶吧。

弄醒宝宝的办法就是摸摸小耳朵。

果然,一摸成成的小耳朵,她真就很快醒了,而且没有一点儿要哭闹的意思,而是立即又动起小嘴大口大口继续吃奶。但吃不到几口就又睡着了……爸爸赶紧重施故技。虽然每次都不能超过20秒钟,但陆陆续续20分钟时间里,已经吃空了妈妈的一侧乳房。

准爸爸小课堂

盘点宝宝的身体有哪些有趣的生长规律和烦恼(一)

一、出生后宝宝的体重不增反降的秘密

宝宝在妈妈肚子里时,一天天长得飞快,可宝宝刚出生后,他的小身体却一天天"瘦小"了。难道是宝宝没有吃饱吗?或是他吸收不良?

其实,在宝宝出生后的头几天,体重不增反降是正常的生理现象。这是因为宝宝出生前,小身体内潴留有很多水分;出生后,多余水分随着尿液和胎便排出,体重自然就减轻了。同时,刚出生头几天,宝宝吸吮能力有限,摄入的能量较低,因而体重暂时下降了(喂配方奶的宝宝,能量和水分获取充分,体重减轻的幅度相对小些)。而且,因体内有多余的水分,或是经过产道的挤压,让刚出生的宝宝有些浮肿,便显得胖乎乎的;当浮肿一天天消退时,宝宝看起来自然就显得"瘦小"了。

只要宝宝的体重下降没有超过7%,就不用担心。一般来说,几天后,宝宝的体重就不会再下降了。如果体重下降超过7%,则要考虑是不是喂养不足或其他病理原因,对因处理。

二、怕亮光的"单色眼""近视眼"和"远视眼"

宝宝出生后的一两周里，大部分时间都是"闭目养神"，一点儿也不想跟好奇的爸妈交流眼神，这是什么原因呢？

这不仅是因为宝宝要把有限的精力全部用来长身体，还和宝宝眼睛的发育特点有很大关系。首先，宝宝刚从子宫里出来，对强光非常敏感，因而新生儿的瞳孔在最初一两周里比正常要小，两周后，瞳孔才开始变大。其次，宝宝的眼睛是名副其实的"单色眼"，只能分辨红色，其他颜色在宝宝的眼里是一片黑白灰。此时，宝宝只能看清楚15~20厘米内的事物，也就是宝宝在吃奶时，正好能看清楚妈妈的脸。所以宝宝眼里的世界色彩单调、一片模糊。从生理上讲，宝宝的眼睛是天生的"远视眼"，因为宝宝的眼轴比视力正常的成人的眼轴要短，具有远视特征。

随着宝宝眼睛的快速发育，这些问题会逐渐消失。

到满月时，宝宝就能看清90厘米远的事物了；随着视网膜上感受强光与颜色的视锥细胞和感受弱光的视杆细胞渐渐发育成熟，宝宝能感受到越来越层次丰富的明暗对比。3~4个月时，宝宝的眼睛具备了完全的色彩识别能力，并能看清楚几米远的物体，开始有了立体视觉。此时，颜色鲜艳的玩具或图案就成了宝宝的最爱。6~7个月时，宝宝可以跟踪注视上下垂直移动的物体，在看远近物体时，晶状体可以自动调节了。8~9个月时，宝宝能区分物体的远近，并能看清楚小物体了。18个月时，宝宝有了更精确的融像功能，能区别各种形状了。2岁时，宝宝能区分横线和竖线。6岁时，宝宝的立体视觉已接近成人，也就是说，宝宝的视力水平已经接近成人了，但精确的融像功能和立体视觉还在继续发展，一直到12岁时才能发育成熟。13岁时，才完全具备成人的视力。

三、宝宝的听力是怎样变化的

第一阶段：在妈妈肚子里

第4周，只有一粒米大的胎宝宝，头部就已经有两块小小的"听板"就位了，它们很快将发育成两只小耳朵。第8周，内耳的耳蜗初具轮廓，耳蜗里的听小毛开始发育。第10周，耳蜗的形状完全长成。第14周，听小毛基本长好，负责把听小毛感受到的声音信号传输到大脑的耳蜗神经也开始发育。大约到第17周，通过羊水震动，大脑就能接收到声音信号了。也就是说，胎宝宝已经能听得见声音了。第22周，耳蜗神经发育成熟，达到成人的水平。第24周，能观测到胎宝宝有听力反应了。而且随着听小毛的继续发育，胎宝宝能听到的音频范围越来越广，逐渐从低频扩大到高频，同时对声音的强度也越来越敏感，能听到强度更低的声音了。第6个月，中耳的鼓室已发育完成。这时，胎宝宝就完全具备在空气中听到声音的"物质基础"了。第7个月，外耳发育完成。

第二阶段：出生后

刚出生的宝宝，其实"听力很差"。因为鼓室里充满着羊水，没有空气，但这只是暂时的。当宝宝张开嘴啼哭时，鼓室里的羊水就会慢慢从咽鼓管流出来，并让鼓室充满空气。于是，就能清楚地听见声音了。一般1~2天后，宝宝的听力就已经良好了。这时，当宝宝听到自己熟悉的声音时，就会有所反应。当宝宝会转头时，他还会将头转向声源的方向；当听到悦耳的声音时，还会微笑。到7~9个月时，宝宝的声音辨识能力进一步发展，能辨识生活中听到的大多数声源，并随着语言能力的发展，还能理解很多话的意义了。到13~16个月时，宝宝对声音的定位能力进一步发展，能寻找到不同响度的声源。到4岁时，宝宝的听力发育就已经完善了。

四、"喉鸣"是宝宝的歌唱

很多新生儿在吃奶时可能会发出一种特殊的声音"呃……呃……"，就像喉咙里有黏液时发出来的"呼噜呼噜"声一样，这便是宝宝的喉鸣。这是宝宝在1岁前常见的现象，是因为宝宝的喉软骨还没有发育成熟，而宝宝的喉腔又小又窄，因此宝宝在吃奶时，一边忙于吞咽，一边又急于呼吸，这一用力吸气便导致喉软骨上的组织下陷，让喉腔变得更小更窄，加快了气流通过速度，引起声带及咽部组织的强烈振动，便发出声响来了。新手爸妈可以仔细分辨，喉咙里有黏液时的"呼噜呼噜"声是低沉混浊的，而"呃呃"的喉鸣声则是干爽尖利的。随着喉软骨发育成熟，喉鸣就能自然消失。因此，这时段的"喉鸣"是专属于宝宝的歌唱呢。

但是，如果喉鸣的声音大，而且宝宝出现呼吸困难，或是频繁呛奶，则要引起注意，因为有可能是宝宝患了咽喉炎。宝宝的喉腔黏膜下组织较疏松，当发生炎症时，喉腔的变小变窄现象会更加严重，从而导致喉鸣声大、呼吸困难、频繁呛奶，须及时就医。

五、宝宝的"O形腿""X形腿""外八字"和"内八字"

宝宝的"O形腿"其实是正常的生理现象。这是因为在出生前的最后两个月里,宝宝在妈妈子宫里尽力内收蜷曲着双腿,所以出生后,还会在一段时间里保持这种屈曲姿势(成成就是这样把两只小腿像小青蛙似地蜷曲着的)。这种姿势虽然看起来像O形腿,其实并不是O形腿。O形腿是指宝宝在平躺放松的状态下,两腿伸直并拢时,两腿的膝关节内侧不能挨在一起,之间的距离超过了5厘米(在3厘米以内都属于正常)。如果是病理性O形腿,就需要去医院做进一步检查。医学上一般用矫正鞋垫、矫具或通过手术进行干预治疗。

1岁左右的宝宝走起路来不仅膝盖往外拐,还是一个大"外八字"。这也是正常的生理现象。大多数宝宝在刚开始走路时,都是这个姿势。原因是宝宝的腿部力量弱,这时,O形腿和外八字更容易让宝宝保持身体平衡。随着宝宝膝关节和腿骨的进一步发育,到一岁半或两岁时,O形腿就能自然长直了,大"外八字"也变成了正常的外八字。

之后,宝宝的腿还会悄悄地变成X形腿(医学上称膝外翻)和内八字,这是宝宝的双腿在生长发育过程中的第二个生理性弯曲。这一生理弯曲会一直持续到3~6岁。到7岁左右时,宝宝的双腿就又能长直了,并不再变化。和判断宝宝的O形腿是不是正常的生理弯曲时一样,在宝宝平躺放松的状态下,如果踝关节内侧之间的距离没有超过3厘米就不用担心。

对宝宝O形腿和X形腿的诊断标准,目前在医学上还有争议,因为绝大多数宝宝的腿随着生长发育都能顺利长直,只有极少数宝宝在10岁后还是O形腿或X形腿。因而有的儿科医生将宝宝的O形腿和X形腿的诊断标准定为10厘米,即在3厘米以内属于正常;3~10厘米,注意观察;超过10厘米才需要矫正。同时,宝宝的身体发育情况也是一个重要的诊断依据。如果宝宝身体发育良好,没有明显的身材矮小、面部异常等发育不良的症状,也没有家族遗传病史,一般都属于生理性O形腿或X形腿。

6 怕黑的宝宝

回家了，温暖的家庭大床

上午11：45，我们回家了！

成成第一次见到她的家，她的小耳朵和小眼睛立即感知到环境的大改变，起初表现得竟颇为"烦躁不安"。但很快，她就适应了，睡起了"美容觉"。

成成晚上该睡哪儿呢？

在医院时，成成没有单独的婴儿床，而是一直和妈妈睡在一起。回到家后，爸爸就面临两难之选了：爸爸一个人睡客厅的沙发床，或是和成成、妈妈一起睡家庭大床？

很多爸妈还有另一个选项：宝宝一个人睡婴儿床。

我和南却早就一致认为，宝宝一出生就应该"黏"在妈妈身边，这是自然界所有宝宝们享受妈妈的母爱滋养和保护的天然方式，是最原始的天伦之乐。而睡觉作为宝宝生活中最重要的组成部分，当然要和妈妈睡在一起了。

于是，爸爸的两难之选很快就有了答案：爸爸也要和宝宝睡在一起，这也是宝宝乐享爸爸的父爱和保护的天然方式！

南却有些不放心，怕我晚上睡熟了翻身踢脚，压到孩子。

最后，南想出了一个两全其美的法子：用被子叠一道墙隔挡在我和孩子之间，这样，有了这道"墙"，就让人放心多了。爸爸欢喜坏了，又激动又温暖，这可是成成出生后，爸爸第一次挨着成成睡呢！

怕黑的宝宝

"哇哇哇……"成成突然哭闹起来！明明刚刚还是温暖惬意、舒适开心的样子呀？

妈妈赶紧把灯打开，成成很快停止了哭泣。原来是关灯把她吓坏了。

成成现在虽然还只能看清15~20厘米内的事物，满月时才能看到90厘米远，但对光很敏感——瞳孔变小以减少进入眼睛的光线。

我和南这才意识到，前两天在医院，外面走廊上的灯整夜都是开着的，灯光能透过门窗照进来，所以屋子里并不显黑，成成晚上醒来，也能瞧着亮。回到家后关灯睡觉，陷入了黑暗，这可把宝宝吓坏了。妈妈再打开灯时，光亮又回来了，宝宝也停止了哭闹。

"但我们晚上不能开着灯睡觉啊。"我想到。

夜里开灯睡觉对宝宝的危害

晚上开着灯睡觉，光照对眼睛和皮肤的刺激会扰乱身体内分泌。对于宝宝来说，会引起其情绪躁动，进而影响睡眠安稳。睡眠是人体健康的基石，对宝宝来说更是如此，睡得好才能长得好。如果睡不安稳，那生长发育就势必会受影响。如果长时间睡眠不足，就会妨碍身体神经的保护性抑制，进而影响中枢神经系统的发育，就有可能导致宝宝的智力和语言障碍。同时，长时间的光照刺激还会影响眼睛的正常休息，对视网膜造成损害。

7 半夜喂奶的防吐奶妙招

半夜喂奶也尽量不要开灯

半夜起来喂奶需要开灯吗?

答案是:**在夜间给宝宝喂奶,要尽量保持安静,能不开灯就不要开灯。如果需要开灯,最好安置一盏灯光柔和的小台灯,或是小夜灯。**

我想起昨天晚上给成成喂奶的事。成成半夜醒来吃奶,妈妈抱起她坐着喂奶,而灯一直是开着的。

"为什么不侧躺着喂呢?"我当时问南。

我觉得,抱起来喂奶,又要开灯,这么大的动静,会让孩子完全醒来,影响她的睡眠;而半睡半眠地躺着吃奶,不开灯,孩子吃饱了就能很快入睡,不会影响睡眠。

南却说,左侧奶胀得厉害,侧躺喂不方便,如果是喂右侧,侧躺着才是最方便的。夜间喂奶,孩子吃着吃着就睡着了,不会影响她的睡眠。

我一想,南说得也没错。

懒妈妈防吐奶妙招

懒妈妈防吐奶妙招:孩子吃饱了奶,靠在妈妈的臂弯里,让其上身约45度地斜着,睡一会儿就好了,还可以同时用手掌轻轻拍拍其后背。南说,这样又省力、效果又好,可以防吐奶。

还有一个常用的办法:每次吃完奶,将孩子竖直抱起20~30分钟。

南却说,"懒妈妈防吐奶妙招"要比竖直抱的方法更好。因为孩子的脊柱、颈部肌肉都还没有长好,力量小。竖抱时,即使托着头颈,时间久了也会造成颈部肌肉疲劳。所以45度斜着抱才最好,既省力,孩子也舒服。

我心想,竖抱20~30分钟,这么短的时间也许不会造成颈部肌肉的疲劳,说不定还可以适当锻炼孩子的颈部和脊柱的力量呢。不过既然南觉得好,那就听南的。

准爸爸小课堂

盘点宝宝的身体有哪些有趣的生长规律和烦恼(二)

一、生理性黄疸

生理性黄疸是每个宝宝在出生后都会经历的一个生理过程。宝宝出生后,肝脏功能还未健全,肠道菌群还未建立,不能及时处理并排泄身体里的代谢废物胆红素,因此造成体内胆红素水平增高。胆红素是一种黄色色素,如果沉积于皮肤和黏膜,就会出现皮肤、眼球发黄,甚至全身皮肤黄染。

生理性黄疸通常无须任何治疗。如果新手爸妈非要做点什么,就是多给宝宝喂几顿奶。因为胆红素是通过肠道排出体外的,多喂奶可以让宝宝多排便,这样排出的胆红素越多,黄疸就消退得越快。一般来说,足月出生的宝宝在出生后2~3天出现黄疸症状,4~5天时症状最明显,随后会逐渐消退,最迟不超过2周。早产儿黄疸更严重,消退得也更慢。

对于症状严重的宝宝,需要治疗,以防胆红素水平过高对大脑造成伤害。这也是宝宝出生后,护士每天给宝宝测量黄疸的原因。如果超出安全值,则需要采取措施,通常是照蓝光。

还有一种生理性黄疸,叫"母乳性黄疸"。它是指母乳喂养的宝宝出生后1~3个月内,仍还有黄疸。原因可能是母乳中有一种酶的含量较高,这种酶能促进肠道对胆红素的再吸收,因而降低了宝宝对胆红素的排出,导致宝宝体内的胆红素水平一直"居高不下"。不过母乳性黄疸的发生率极低,而且一般也不需要任何治疗,也不用停止母乳喂养。当宝宝的肝脏和肠道系统发育完全后,症状也就自然消失了。只是需要注意观察,如果症状加重,须及时就医,以防胆红素水平超出安全值。

二、宝宝"掉发的烦恼"

宝宝也有掉发的烦恼。宝宝出生后，当爸妈还在惊喜宝宝的头发乌黑油亮时，头发却悄然间开始变得稀疏。这其实是正常的生理现象。宝宝出生后，头上的一层细软的毛发开始脱落，在新头发还未及时长出来之前，看起来显得稀稀拉拉的。一般是从前面往后、往两边掉，看起来就像"秃顶"。另一种情况是，宝宝平躺时间多，经常转头摩擦后脑勺的头发，后脑勺贴着床褥不利于散热，使得后脑勺的头发常处于湿热状态，于是出现后脑勺脱发。摩擦和湿热还会抑制新头发的生长。于是，枕秃出现了。好消息是，枕秃不需要任何治疗，随着宝宝能坐、能走了，枕秃也会消失。

三、"我的头是用来散热的"

虽然宝宝的头部温度并不是全身温度最高的地方，但身体的散热特点决定了"宝宝的头是用来散热的"。

宝宝有2/3是通过辐射散热的，而成人仅为45%。宝宝全身的汗腺还未发育完全，头部汗腺却相对发育较好。这些都让宝宝的头暂时扛起了散热的大旗。因为宝宝的头部面积占全身面积的比例较大，所以通过头部的辐射散热就更多。

因此，爸妈就要特别注意宝宝的头的散热功能了。也就是说，当宝宝身体较热时，不能再戴帽子了，这会妨碍散热。一般说来，不管是冬天还是夏天，当宝宝处于舒适的室内环境时，都不需要戴帽子；如果在户外，夏天戴一顶舒适透气的遮阳帽即可。

还要提醒爸妈：要注意给宝宝的头部保暖。因为头部的血管丰富、代谢较快，越是在低温环境中，头部散热量占全身散热量的比例就越高。有研究指出，当新生儿全身裸露时，只给新生儿戴一顶有衬里的双层羊毛帽，就能让全身热量的散失减少25%。如果户外温度较低，别忘了给宝宝戴上一顶厚一点的帽子，这不仅能保护宝宝的囟门，更是为了保暖。

四、"其实我不想吐奶"

对于新生儿来说，如果吃完奶就平躺，很容易吐奶。这种吐奶是由于宝宝的胃还没有发育成熟而造成的生理性溢奶。

和大人的胃相比，宝宝的胃有三个重要的地方未发育成熟，因而导致生理性溢奶。一是大人的胃体是垂直的，而宝宝的胃体略呈水平。二是在不吃东西的时候，大人的胃和食管连接处的贲门括约肌紧缩，就像一个拧紧的瓶盖，能防止食物反流回食管；而宝宝的贲门括约肌还不成熟，收缩力度较小，"瓶盖"还拧不紧。三是宝宝的胃部平滑肌还未发育成熟，力量小，胃蠕动慢，同时幽门括约肌还不能很好地配合胃的蠕动而放松，因而胃的排空较慢（宝宝胃排空母乳的时间为2~3小时，早产儿胃排空更慢）。宝宝吃完奶后，胃被撑得鼓鼓的，这时，平躺或是用力蹬腿，便压迫到了胃，胃里的奶液就很容易反流回食管，造成溢奶。此外，如果宝宝在吃奶时咽下过多空气，容易打嗝，打嗝有时也会把奶液一起带出，造成溢奶。

当宝宝的胃逐渐发育成熟，胃体变为垂直，同时贲门括约肌、幽门括约肌和胃部平滑肌也更为成熟，能各自发挥功能作用，溢奶现象就自然消失了。

除了生理性溢奶，还有病理性的胃食管反流。生理性溢奶是正常生理现象，而病理性胃食管反流则是由于宝宝消化系统功能性障碍或结构异常，导致胃和十二指肠的内容物反流进食管，从而造成食管组织黏膜损伤的一种疾病，须及时就医治疗。下面这些病理性胃食管反流的征兆有助于鉴别溢奶的不同类型。

一是溢奶时伴有剧烈的呕吐动作，吐奶前后宝宝哭闹，表情痛苦，这些都提示可能是病理性溢奶。生理性溢奶时，奶是缓缓地从嘴角流出，表现出身体动一下便有一股奶液往外流，而不动时，奶流似乎又停止了。宝宝几乎不会感觉到自己在吐奶，脸上没有任何痛苦的表情，更不会有呕吐的动作。

二是溢出的奶的颜色异常。生理性溢奶时，溢出的奶的颜色是奶白色的，如果妈妈的乳头有伤口，则可能还会带有血丝。但病理性胃食管反流，溢出的内容物可能会是胆汁样的绿色，或是咖啡样的棕色，或是血红色。

三是经常溢奶，并出现体重增长缓慢或不增长。生理性溢奶只会溢出小部分奶，但病理性胃食管反流则会溢出很多，同时消化吸收也受影响，因而导致宝宝营养不良，致使体重增长放缓或停止。

如果宝宝的溢奶只表现出第一个征兆，则可以在家观察几天，看看有没有好转，因为偶尔的一两次呕吐可能是正常的。但如果溢出的奶的颜色异常，或是宝宝经常溢奶，同时出现体重增长减缓或停止的现象，则应及时就医，以防延误病情。

8 宝宝的笑

宝宝的第一次笑

成成在睡觉。她轻轻地噘着小嘴,粉嘟嘟地噘出一个桃心小圆拱。

妈妈轻轻地哼着儿歌,甜美的音符飘荡开来,轻轻拂过成成的脸庞。成成突然睁开了眼,笑了一下,小嘴歪咧到左边,露出粉粉的小舌尖儿。

"成成会笑了!"我和南欣喜不已,这可是我和南第一次看到成成的笑呀。

"她怎么这么小就会笑了呢?"南新奇地问我。

宝宝的第一次笑,往往是在熟睡时发生的。**宝宝在第一个月里的笑,都是无意识的,或称为反射性的笑。**可能是宝宝的身体比较兴奋,或是觉得舒服时,嘴部肌肉和面部肌肉表现出的冲动性反射。一个月后,宝宝才会有意识地笑,或称为诱发性、社会性的笑。

有人说,看着宝宝的笑容,真是一种难以比拟的乐趣。

宝宝的笑:一笑开出千朵花

一朵花

这迷人的一笑,恰似一朵腾起的浪花,当它落回水面时,水面自然平静了,这便是一个稍稍严肃的表情。但这个严肃的表情只在成成的小脸蛋儿上稍作停息,又立即翻出了新花样。原来,小浪花的水流,还要再翻腾起来,再开新花!

又一朵花

又一朵新花,是"眯眼儿笑"。

"要睁开了……要睁开了!"差一点儿。

于是,小浪花的波澜就从这眯开的眼睛上腾了起来,荡了开去,荡在额头上,激起了一道道美丽的小波纹。

"成成的额头上怎么有小皱纹了?"爸爸心里有些疑惑。

小皱纹是怎么产生的?

原来宝宝的皮肤一开始是比较松弛的,因为他们的皮下脂肪比较少,慢慢地长胖点,小皱纹就没有了。而且他们在羊水里泡了那么长时间,面对外面的干燥环境,皮肤中的水分相对较少,也会引起皮肤松弛,所以就有了小皱纹。

成成的大眼睛刚一闭上,又悄悄地眯开了一条缝来。

虚惊一场的小牙

成成一开心,又表演了一个"露齿大笑"。爸爸发现,成成的上门牙处的小牙龈怎么已经露出来两个浅浅的小白点了?这是要长牙了吗?

南说一定是看错了。原来,它们只是口水在宝宝那可爱的小牙龈上的反光啊!

后记

再生一个孩子，再谈一次恋爱

"要我再生个娃？那可得再谈一次恋爱！生一个娃，就得谈一次恋爱……"有一天，南突然对我说。

我一听，多好的主意，真是太甜蜜了。

生一个娃，谈一次恋爱，一个完美的开始！十月怀胎的艰辛，瓜熟蒂落的疼痛，就得用一次热烈的恋爱来暖暖地将它们紧紧包裹；而一个聪明可爱的宝宝，爸爸妈妈就得用一次热烈的恋爱来隆重迎接。

"那，怎么开始呢？"我问南。

"从追我开始呀！"南不假思索地回答道。

我却想，总不能照搬少男时代的追求套路了，而当初那份懵懂中的激情也很难被超越。都当爹当妈的人了，荷尔蒙的分泌高峰期早已过去。但是，"浓烈的爱情"与荷尔蒙的分泌高峰期无关，我们一辈子都可以生活在浓烈的爱情中，就像初恋时那样。

把第一眼爱上她时的那种心动从记忆里翻出来，让它永远地萦绕着你、主宰着你，这样，你就能永远生活在浓烈的爱情中了。她坐过的凳子，你觉得温暖无比；她家的小狗，你无比羡慕；你渴望变成她身边的任何一样东西，天天跟她在一起……于是，"爱情的感觉"又回来了，就像一坛经年的酒，变得更浓烈、更香醇！

南拉着我的手，走进卧室，看着正在温暖的家庭大床上睡着美容觉的成成，轻轻说道："我爱你，也爱宝宝；而你爱我，也爱宝宝，所以我们现在谈恋爱，就是多了一份爱！"

我回应道："是宝宝让我们的爱在不断地增长——多一个宝宝，就多了一份爱！"

我们将爱毫不吝惜地给宝宝，而宝宝身上的每一个细节都能让我们怦然心动，这才是当爹当妈后对爱情的升华。

——那，就让我们用一场更热烈的恋爱，迎接下一个宝宝的到来吧！